U0213928

中国壮医药丛书

实用壮医药膳

主编：容小翔　龙玲　李珪

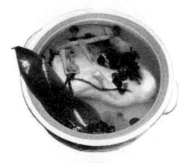

广西民族出版社
GUANGXI MINZU CHUBANSHE

目录

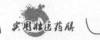

第一章 壮医药膳的起源

壮医药膳是在壮医药学、烹饪学和营养学理论指导下，严格按照药膳配方，将壮药药材与某些具有药用价值的食物相配伍，采用壮族独特的饮食烹调技术和现代科学方法制作而成的，具有一定色、香、味、形的保健美味食品。

壮医药膳是随壮族医药的萌芽、积累和发展而同时产生并不断成熟的。它是历代壮族人民与恶劣的自然环境，与众多疾病作斗争的必然结果。壮族先民在野兽横行、瘴气弥漫、穷山恶水的艰苦环境中生活，各种疾病、意外创伤是难以避免的。他们要生存和繁衍，除了不断向大自然索取生活资料，还必须不断地同各种疾病作斗争，千方百计地寻找一些防病治病的有效药方、保健食物及保健药膳。

壮族比较重视食物疗法。在原始社会，人类祖先还未学会耕种和畜牧方法时，为了生存，就要从自然界中获取现成的食物。人们最早用作充饥的重要食物大都是属于植物性的。当然，开始时人们寻找到食物就生食，这是原始的、最基本的摄取营养的方式，也是人类会用火以前唯一的补充热量的方法。壮族地区自古至今气候温暖，雨量充沛，植物茂盛，动物种类繁多，优越的自然环境给壮族先民在这一时期采集野果、植物块根以及捕食某些动物的原始生活带来很大的便利。在寻找食物的过程中，人们发现有些食物不仅能充饥，还有很好的保健治疗作用，这些食物包括水果、谷物、蔬菜、禽兽、水产等。

古人在寻找食物充饥果腹的同时，也发现了许多保健疗疾的药物。火的发现和使用使人类逐步由生食过渡到熟食，古人的食物结构发生了变化。壮族先民慢慢由原始的采集、狩猎生活过渡到半定居生活。与此同时，火烤烟熏的自然烧烤法发展到了使用陶制器皿的蒸煮法，这是壮族先民饮食文化的一大进步。饮食方法的改变，亦使壮族先民进而发现、总结出具有保健作用的药膳。

晋代医家葛洪曾经来过广西，在其所著的《肘后备急方》中，有关岭南壮医壮药的记载不少，也有关于药膳的原始记载。《肘后备急方·卷三·治风毒脚弱痹满上气方第二十一》载："脚气之病，先起岭南，稍来江东，得之无渐，或微觉疼痹，或两胫小满，或行起忽弱，或小腹不仁，或时冷时热，皆其候也。不即治，转上入腹，便发气，则杀人。治之多用汤酒摩膏，种数既多，不但一剂，今只取单效，用兼灸法。取好豉一升，三蒸三曝干，以好酒三斗渍之，三宿可饮。随人多少，欲预防不必待时，便与酒煮豉服之，脚弱其得小愈。"书中介绍的豆豉酒便是壮族先民的一种药膳。

壮族食疗方法和食疗方剂很多，一些常用的食疗方法老幼皆知。壮族先民有喜食蛇、鼠、山禽、螺蛳、海鲜、河鲜等野生动物的习俗，如《岭南杂记》载有瓯骆人"喜食虫，如蚯蚓、蜈蚣、蚂蚁、蝴蝶之类，见即啖之"。这些都是壮医药膳的原始形态。

从某种程度上讲，人类生产劳动和生活的需要，是壮医药学及壮医药膳产生和发展的动力与源泉。

第二章　壮医药膳的应用原则

第一节　壮医药膳的基本理论

　　长期的生产、生活和医疗实践，以及独特的自然环境和地理位置，加上壮汉文化的交流，使壮医药逐步形成了自己独特的理论体系。壮医药理论体系的核心主要是阴阳为本、三气同步、脏腑气血、三道两路、毒虚致病学说和调气解毒补虚治疗原则等。

　　壮族先民很早就产生了阴阳的概念。《广西通志·卷十七》（明朝）称壮族民间"笃信阴阳"。著名壮医罗家安在其所著的《痧症针方图解》一书中，就明确地按阴盛阳衰、阳盛阴衰、阴盛阳盛等病理变化原则对痧病进行分类，并把这些原则作为辨证的总纲。壮医认为大自然的各种变化都是阴阳对立、阴阳互根、阴阳消长、阴阳平衡、阴阳转化的反映和结果。三气同步，是指天、地、人三气同步。这是根据壮语"人不得逆天地"或"人必须顺天地"意译过来的。其主要内涵为：人禀天地之气而生，为万物之灵；人生长壮老的生命周期，受天地之气涵养和制约，人气与天地之气息息相通。天地之气为人体造就了生存和健康的一定"常度"，但天地之气又在不断地变化。人作为万物之灵，对天地之气的变化有一定的主动适应能力，并维持生存和健康的"常度"，是谓同步；如不能适应，就会受到伤害并导致疾病的发生，即不同步。总之，人体的优越结构与功能、人体的先天之气与后天之气，共同形成了人体的适应与防卫能力，科学生活时，人可达到天、地、人三气同步的健康境界。

脏腑气血概念是壮医生理病理观的核心内容。壮医认为，内脏气血骨肉构成人体的主要物质基础，位于颅内和胸腔、腹腔内相对独立的实体，壮医都称之为脏腑。颅内容物壮语称为"坞"，含有统筹、思考和主宰精神活动的意思。如精神病出现精神症状，壮医统称为"坞乱"或"巧坞乱"，即总指挥部功能紊乱的意思。壮语称心脏为"咪心头"（有脏腑之首的意思），称肺为"咪钵"，肝为"咪叠"，胆为"咪背"，肾为"咪腰"，胰为"咪曼"，脾为"咪隆"（意译为被遗忘的器官），胃为"咪胴"，肠为"咪虽"，膀胱为"咪小肚"，妇女胞宫为"咪花肠"。内脏各有自己的职责与功能，共同维持人体的正常生理状态。当内脏实体受损伤或者受其他原因影响导致功能失调时，就会引起疾病。骨（壮语称为"夺"）和肉（壮语称为"诺"）构成人体的框架和形态，并保护人体内的脏器在一般情况下不受伤害。骨肉还是人体的运动组织，而且人体内的谷道、水道、气道以及龙路、火路，都往返于骨肉之中。骨肉损伤，可导致上述通道受阻而引发其他疾病。血液（壮语称为"勒"）是为全身骨肉脏腑提供营养的极为重要的物质，得天地之气以化生，赖天地之气而运行。血液的颜色、质量和数量有一定的常度，血液的变化可以反映出人体的许多生理和病理变化。气（壮语称为"嘘"）指人体之气。气为阳，血为阴。气是动力，是功能，是人体生命活动力的表现。气虽然肉眼看不见，但可以感觉得到。人体生命以气为原，以气为要，以气为用；有了疾病则以气为治。气是壮医临床的重要理论基础之一。

壮医理论中所说的三气同步主要是通过人体内的谷道、水道和气道及其相关枢纽脏腑的制化协调作用来实现的。五谷禀天地之气以生长，赖天地之气以收藏，得天地之气以滋养人体。其进入人体得以消化吸收之通道称为"谷道"（壮语称为"条根埃"），主要是指食道和胃肠。其化生的枢纽脏腑为肝、胆、胰。水为生命之源，人体通过水道进水、排水并与大自然发生最直接、最密切的联系。水道与谷道同源而分流，在吸取水谷精微营养物质后，谷道排出粪便，水道主要排出汗、尿。水道的调节枢纽为肾与膀胱。气道是人体与大自然之气相互交换的通道，进出于口鼻，其交换枢纽脏腑为肺。三道畅通，调节有度，人体之气就能与天地之气保持同步协调平衡，即健康状态。

龙路与火路是壮医对人体内虽未直接与大自然相通，但却是维持人体生理机能和反映疾病动态的两条极为重要的内封闭通路的命名。壮族认为龙能制水，龙路在人体内即是血液的通道（故有些壮医又称龙路为血脉、龙脉），其功能主要是为内脏骨肉输送营养。龙路有干线，有网络，遍布全身，循环往来，其中枢在心脏。火为触发之物，其性迅速（其"火速"之谓），感之灼热。壮医认为，火路在人体内为传感之道，用现代语言来说也可称为"信息通道"，其中枢在巧坞（大脑）。火路和龙路一样，有干线及网络遍布全身，使正常人体能在极短的时间内感受到外界的各种信息和刺激，并经中枢巧坞的处理，迅速作出反应，以此来适应外界的各种变化，实现三气同步的生理平衡。

毒虚致百病是壮医防治疾病的主要观念。壮医认为，邪毒、毒物进入人体后，是否发病，取决于人体对毒的抵抗力和自身解毒功能的强弱，亦即取决于人体内正气的强弱。人中毒后，邪毒阻滞通道或损耗正气至虚极衰竭，都会死亡。壮医认为，毒性的强弱是以毒对人体是否构成伤害以及伤害致病的程度为依据标准的。有的毒毒性猛烈，有的则是缓慢起毒性作用；有的为有形之毒，有的为无形之毒；有的损伤皮肉，有的则伤害脏腑和体内重要通道。毒之所以致病，一是因为毒性本身与人体正气势不两立，正气可以祛邪毒，邪毒也可损伤正气，两者争斗，正不胜邪，则影响三气同步而致病；二是某些邪毒在人体内阻滞三道两路，使三气不能同步而致病。

调气解毒补虚的治疗原则颇具壮医特色，它是根据壮医对人体生理、病理和病因、病机的认识而提出来的，并有效地指导实践。调气，即通过各种具体的治疗方法（多用针灸、刺血、拔罐、引舞、气功、药物等疗法），调节、激发和疏通人体之气，使之正常运行，与天地之气保持同步。毒病在临床上主要表现为红肿痛热、溃烂、肿瘤、疮疖、黄疸、血液病等急性炎症及器官组织器质性病变，以及同时出现的功能改变。解毒主要通过药物的作用来达到治疗目的。有些毒在人体内可以化解，有些则需要通过三道来清除。毒去则正安，气复而痊愈。以虚证为主要临床表现的症状多见于慢性病、老年病或邪毒祛除之后的恢复期内，治疗上以补虚为首务。壮医重视食疗和动物药，认为补虚方面尤宜多用动物药。因人与动物均为灵物，同气相求，以血肉有情之动物药来补虚最为有效。

在壮医的阴阳为本、三气同步、脏腑气血、三道两路、毒虚致病学说和调气解毒补虚治疗原则等核心理论指导下，壮医对于需要补养的患者或亚健康者，强调以通为要，注意补虚和善用动物药。

壮医非常重视养生长寿，壮医养生理论充分体现了人与自然的和谐相处之道。壮医养生理论认为，只要通过科学的养生手段，使天、地、人三气同步运行，脏腑骨肉、阴阳气血、三道两路同步调节，就可以达到养身健体、延年益寿的目的。壮族先民不仅用药物治疗疾病，更注重利用补虚壮药来强身壮体，以益寿延年。这也是壮族成为全国少数民族中人口最多、长寿老人亦多的民族的原因之一。

以通为补是壮医补养的方法之一，究其原因，乃壮族群众居住的地方湿热之毒较盛，湿毒、热毒极易侵犯机体，造成人体气机不畅、龙路火路不调。对此，药物补养的前提是调整好机体的状态，然后借调气通路药物，使天、地、人三气同步运行，让脏腑骨肉、阴阳气血、三道两路同步调节，从而达到强身健体、延年益寿的目的。一般壮族群众都懂得，欲体壮、少病或无病，可常饮祛风湿、通龙路火路的药酒。逢贵客临门，壮族人民一般都会倒上自己泡制数年的药酒来迎客。常用的泡制药酒的药物主要有蛇类、藤类、茎木类，如眼镜蛇、金环蛇、银环蛇、鸡血藤、络石藤、牛大力、扶芳藤、苏木、鹰不扑等。

壮医特别重视食补。在食物养生保健方面，壮医重视脏腑气血和脾胃功能的调理，注重进补遵循春升、夏清淡、秋平、冬滋阴的原则。由于壮族人早有食蛇、鼠、山禽等野生动物和生饮动物血液的习俗，因此，动物药的应用较为普遍。如壮医认为虫类药能祛风、止痛、镇惊，鱼鳞之品能化瘀通络、软坚散结，介甲之属能滋补潜阳、安神定魄，飞禽走兽能滋养气血、燮理阴阳。壮医认为这些动物常年生长于深山老林、江河湖海，得天地纯正之气最多，补力最甚，因此民间有"扶正补虚必配用血肉之品"的用药经验。

壮医在用药膳养生时，注意食材与药材的合理配伍，以发挥食材与药材之间的协同作用及制约药性之偏，从而适应不同机体的复杂情况，控制药物的毒性，消除副作用，确保用膳安全。例如，民间壮医用万年青治疗偏头痛时，喜加瘦猪肉炖服；治疗老年人支气管哮喘时，喜用三十六荡加豆腐煎服；对身体虚弱者，主张配用动物药；小儿病症多配成药膳，以方便服食。又如，黑糯米酒有补中气、滋养肾的功效，壮医用黑糯米酒增加人体脏腑、气血骨肉等的营养，以提高其功能；壮医用浸有主药石仙桃、蜂蜜，帮药柑橘皮的酒治体虚咳嗽。壮医认为，同气相引，即动植物对人体类似部位的特殊药效与引导作用能让人体的调理功能发挥得更快更好。如治疗风湿病，在祛风除湿的草药中，加入动物的骨头或蛇类，便能起到引经入络、引药入骨的作用；木瓜、猪蹄、八爪鱼配以补血通络的药物服用，对产后缺乳有效；用动物腰骨和尾骨与杜仲、续断、牛膝等共炖服，可治肾虚腰腿痛；用动物腰骨和尾骨与壮药炖服，可治肾虚引发的小儿脑积水、囟门迟闭、弱智等症。壮医处方常解毒（消除病原体）和补虚（增强自身免疫力）并重，重用血肉有情之品，如用"牛角三胎散"（水牛角、人胎盘、猪胎盘、平地木、败酱草、狼毒、虎杖、土茯苓、田基黄等）治疗乙肝，疗效显著。这些都是壮医药膳使用技巧上的成熟表现。

第二节　壮医药膳常用药材

壮族地区动植物资源十分丰富，许多动植物类壮药具备养生保健功效，如补气类药、补血类药、补阴类药、补阳类药。蛤蚧、灵芝是壮医最常用的补气药物，绞股蓝更有"南方人参"之美誉；何首乌、龙眼、黄精都是壮族地区常用的补血药物；甲鱼、核桃等是补阴强身的药物；其他如金毛狗脊、千斤拔等，更是祛风湿、强筋骨的良药，在壮族地区大量出产。

现将壮族地区常见的一些药膳药材举例如下：

黄花倒水莲　为远志科植物黄花倒水莲 *Polygala fallax* Hemsl. 的根或全株。有补气虚，通气道、谷道、水道之功能。

对有身体虚弱、体虚咳嗽、食欲不振、失眠多梦、肝炎、风湿痹痛、水肿、月经不调等病症者及营养不良的儿童有保健治疗作用。

灵芝　为多孔菌科真菌灵芝 *Ganoderma lucidum*（Leyss. ex Fr.）Karst. 的子实体。有补气血、安心神、通谷道之功能。对有头晕眼花、久咳气喘、心悸失眠、虚劳汗多、神疲乏力、冠心病、肿瘤等病症者有保健治疗作用。

土人参　为马齿苋科植物土人参 *Talinum paniculatum* (Jacq.) Gaertn. 的根。有通气道、补虚、止咳、调经之功能。对有体虚多病、食欲不振、泄泻、眩晕、月经不调、缺乳等病症者有保健治疗作用。

绞股蓝　为葫芦科植物绞股蓝 *Gynostemma pentaphyllum* (Thunb.) Makino 的全草。绞股蓝素有"南方人参"之美誉，有清热解毒、止咳祛痰、抗癌、补气、抗衰老、抗疲劳之功效。对患慢性气管炎、病毒性肝炎、肾炎、胃肠炎、泄泻、高血压、动脉硬化症、高脂血等病症者有保健治疗作用。

蛤蚧　为壁虎科动物蛤蚧 *Gekko gecko* Linnaeus 除去内脏的干燥全体。蛤蚧既是药膳药材，也是药膳食材，具有补肺肾、定咳喘、助肾阳、益精血、通水道的功效。对有肺虚咳嗽、气喘、肾虚阳痿、遗精、糖尿病、神经衰弱、肾虚腰痛等病症者有保健治疗作用。

何首乌　何首乌来源于蓼科植物何首乌 *Fallopia multiflora*（Thunb.）Harald. 或 *Polygonum multiflorum* Thunb. 的干燥块根。具有补气血、益肝肾、润肠通便的功能。对有血虚、眩晕、心悸、失眠、腰膝酸软、须发早白、耳鸣、遗精、便秘等病症者有保健治疗作用。

龙眼　为无患子科植物龙眼 *Dimocarpus longan* Lour. 的假种皮。有补气血、安心神之功效。对有惊悸、怔忡、失眠健

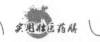

忘、血虚萎黄、月经不调、崩漏等病症者有保健治疗作用。

桃金娘 为桃金娘科植物桃金娘 *Rhodomyrtus tomentosa* (Aiton.) Hassk. 的果实。有通龙路、火路，补血，止血之功能。对有血虚头晕、血证、遗精、带下、久痢、脱肛等病症者有保健治疗作用。

黄精 为百合科植物多花黄精 *Polygonatum cyrtonema* Hua. 的根茎。有补阴虚，调水道、气道、谷道之功能。对有病后体虚、头晕乏力、咳嗽声微、糖尿病、腰膝酸软、阳痿、耳鸣、视力减退、须发早白等病症者有保健治疗作用。

核桃 为胡桃科植物胡桃 *Juglans regia* L. 的干燥成熟种仁。有补虚、益肝肾、通气道、调谷道之功能。对有咳嗽、哮喘、失眠、腰痛、尿频、阳痿、遗精、便秘等病症者有保健治疗作用。

金毛狗脊 为蚌壳蕨科植物金毛狗脊 *Cibotium barometz* (L.) J. Sm. 的根茎。有强腰膝、祛风湿、利关节之功能。对有肾虚腰痛、足膝软弱、风湿痹痛、小便频数、遗精、白带过多等病症者有保健治疗作用。

千斤拔 为蝶形花科植物大叶千斤拔 *Flemingia macrophylla* (Willd.) kuntze ex Prain 或 *Flemingia macrophylla* (willd). Prain 的根。有通调龙路、祛风毒、除湿毒、补虚、强筋骨之功能。对有腰痛、风湿痹痛、四肢痿软、中风偏瘫、阳痿、食少、腹胀、月经不调、带下、水肿等病症者有保健治疗作用。

鸡血藤 为豆科植物密花豆 *Spatholobus suberectus* Dunn 的藤茎。有活血舒筋、养血调经之功能。对有痹症、中风偏瘫、坐骨神经痛、颈椎病、肩周炎、足跟痛、月经不调、气虚、水肿等病症者有保健治疗作用。

第三节　壮医药膳常用食材

　　壮医认为，许多食物可以预防疾病。如常吃槟榔、黄瓜、苦瓜、辣椒、盐蔌子、沙姜、姜黄等可防瘴毒；服用甘草、大蒜、苦荬菜可防蛊毒。壮族有携带蒜头出行的习惯，餐前食大蒜头可消毒。又如蕹菜汁能解野葛毒；菠菜、白萝卜能解酒毒。农历三月三，壮族群众常采香枫叶、黄姜等药物蒸五色糯米饭吃，以行气健胃、顺气润肺。壮族群众在田间或野外耕作时，若不慎被暴雨淋湿，回家后多用葱姜汤沐浴，热服姜糖汤水，这样可以发汗解表、驱散寒湿。此外，紫苏"食之不饥，可以释劳"，枸杞叶配以猪肝能清心明目、养阴补肝。

　　壮医药膳将谷物、水果、蔬菜、水产、禽兽等配以壮药并加入一定的调料烹制，在烹制时注意去除药物的不适气味，不但增加了药膳的色、香、味，也提高了食者的食欲。壮医著名的药膳有三七鸡、黄姜鸡、柠檬鸭、鲶鱼豆腐、五色糯米饭、艾叶糍粑等。

　　常用的壮医药膳食材主要有猪肉、猪肝、猪腰、猪心、猪骨、猪蹄、猪血、牛肉、羊肉、狗肉、银耳、香菇、山药、大枣、莲子、雪梨、龙眼、鲜藕、糯米、黑芝麻、黑豆、蜂蜜、鸭、鱼、鳖、蚂蚁等。

　　猪肉　为猪科动物家猪的肉。壮医认为，猪肉是最容易得到的血肉有情之品，具有补阴、益气、润燥的功效，是慢性病人康复期间的良好补益食物，许多药膳中都有猪肉的身影。在具体应用上，一般用猪肉治疗阴虚、气虚病症，用猪肝治疗视力不佳的病，用猪蹄治疗产后缺乳，用猪腰骨治疗腰腿疼痛。

　　牛肉　为牛科动物黄牛或水牛的肉。牛肉具有补脾胃、益气血、强筋骨的功效。对有因阳气不足引起的虚损诸症、瘦弱无力、糖尿病、纳食不香、腹部胀满、水肿、腰膝酸软等病症者有保健治疗作用。

羊肉　为牛科动物绵羊或山羊的肉。具有补脾胃、益气血、强筋骨之功能。对有口渴、脾弱食少、腹胀、水肿、腰膝酸软、阳痿等病症者及虚损羸瘦的中老年人有保健治疗作用。

狗肉　为犬科动物狗的肉。具有补中益气、温肾助阳之功效。对有脾肾虚弱、胸腹胀满、鼓胀、浮肿、腰膝软弱、久疟不愈、疮口久不收敛等症者有保健治疗作用。与黑豆同炖服，对性功能减退引起的阳痿、遗精、早泄、不育等症有良好的疗效。

鸡肉　为雉科动物家鸡的肉。有补中益气、温肾助阳之功能。对有虚劳羸瘦、谷道虚弱、食少纳差、泄泻、下痢、口渴、水肿、小便频数、崩漏、带下、产后乳少、病后虚弱等病症者有保健治疗作用。

鸭肉　为鸭科动物家鸭的肉。有滋阴养胃、利水消肿之功能。对有虚热骨蒸、久咳不止、水肿等病症者有保健治疗作用。

甲鱼　为鳖科动物鳖的肉和背甲。有补阴益气、滋阴凉血之功能。对有阴虚发热、体质虚弱、小儿惊痫、症瘕肿瘤、闭经、崩漏等病症者有保健治疗作用。

银耳　银耳为真菌植物门真菌银耳的子实体。有强精补肾、润肠益胃、补气和血、滋阴润肺、补脑提神、美容嫩肤、延年益寿之功能。对有肺热咳嗽、肺燥干咳、月经不调、胃炎、大便秘结等病症者有保健治疗作用。

香菇　别名冬菇、花菇、香菌、香蕈、香菰、香信等。香菇为真菌植物门真菌香蕈的子实体，是优良食用菌之一。有补肝肾、健脾胃、益气血、益智安神、美容驻颜、益胃和中、解毒、抗肿瘤之功能。对有食欲不振、身体虚弱、小便失禁、大便秘结、形体肥胖、肿瘤疮疡等病症者有保健治疗作用，适合抵抗力低下者及贫血、高血脂、高血压、动脉硬化、糖尿病、癌症、肾炎等病症患者食用。

山药　山药为薯蓣科多年蔓生草本植物薯蓣的干燥块茎。具有健脾补肺、益胃补肾、固肾益精、聪耳明目、助五脏、强筋骨、定志安神、延年益寿之功效。对有脾胃虚弱、倦怠无力、食欲不振、久泻久痢、肺气虚燥、痰喘咳嗽、肾气亏耗、腰膝酸软、下肢痿弱、消渴尿频、遗精早泄、带下白浊、肥胖等病症者有保健治疗作用。

大枣　为鼠李科植物枣的成熟果实。有补脾和胃、益气生津、调营卫、解药毒之功能。对有胃虚食少、脾弱便溏、气血不足、心悸怔忡等病症者有保健治疗作用。

莲子　莲子为睡莲科植物莲成熟的种子，是常见的滋补之品，有很好的滋补作用。有补脾止泻、益肾涩精、养心安神之功能。对有夜寐多梦、失眠健忘、心烦口渴、腰痛脚弱、耳目不佳、遗精、淋浊、久痢、虚泻、崩漏带下、不欲饮食等病症者有保健治疗作用。

梨　梨为蔷薇科梨属植物白梨、沙梨、秋子梨、西洋梨等的果实。有生津止咳、润燥化痰、润肠通便之功能。对有热病津伤、心烦口渴、肺燥干咳、咽干舌燥、噎膈反胃、大便干结等症状者有保健治疗作用。

糯米　为禾本科植物稻（糯稻）的种仁。有补中益气、健脾止泻、缩尿敛汗、解毒之功能。对有脾胃虚寒泄泻、吐逆、消渴尿多、自汗等病症者有保健治疗作用。

黑芝麻　黑芝麻为胡麻科脂麻的黑色种子，含有大量的脂肪和蛋白质，还有糖类、维生素 A、维生素 E、卵磷脂、钙、铁、铬等营养成分。有补肝肾、润五脏、益气力、长肌肉、填脑髓之功能。对有肝肾精血不足、眩晕、须发早白、脱发、腰膝酸软、四肢乏力、步履艰难、五脏虚损、皮燥发枯、肠燥便秘等病症者有保健治疗作用。

黑豆 黑豆为豆科植物大豆的黑色种子，又名乌豆。有消肿下气、润肺退热、活血利水、祛风除痹、补血安神、明目健脾、补肾益阴、解毒之功能。对水肿、黄疸、痹症痉挛、产后身痛、口噤、早生白发、盗汗患者及体弱多病者有保健治疗作用。

牡蛎 为海中的软体动物，是壮医常用的强身壮阳食物。研究表明，每 100 克牡蛎肉含锌 100 毫克，锌含量在所有食物中位居榜首，为牛肉的 12～25 倍。锌有"生命之花"的美誉，对青少年的生长、男性生殖系统的发育和性功能的增强有显著作用。

虾 海虾、河虾历来被认为是壮阳补精佳品，可用于肾虚阳痿、遗精、遗尿或精少、腰脚无力等病人的保健治疗。可煮汤、油炸或与韭菜炒食。

韭菜 韭菜又名起阳草、壮阳草，有壮阳补肾之功用。对凡是由肾阳不足引起的阳痿、早泄、遗精、遗尿或小便清长、白浊、白带、腰膝冷痛等病症，均具治疗作用。可炒食、煮粥、榨汁饮服等。

枸杞苗（叶） 枸杞苗为枸杞的嫩茎叶，有补益筋骨、补阴滋肝的作用，可凉拌、煮汤、煮粥、炒食。

狗鞭 为狗的阴茎及睾丸，壮阳之功胜于狗肉，用于治疗肾阳虚弱所引起的阳痿、阴冷或畏寒肢冷、腰酸尿频等病症。单用可煮熟，入调料服食，每次 1～2 具，或研末，温开水送服。

禽睾 家禽睾丸具有延缓性衰老的作用。研究表明，家禽睾丸不仅含有丰富的蛋白质，还含有一定量的雄性激素和锌元素，对睾丸发育不良、阴茎生长迟缓、阴茎短小者有疗效。中年男子食用家禽睾丸，可防止性功能过早衰退。家禽睾丸不仅能增强男性性功能，延缓性衰老，对女性，尤其是绝经期的妇女也有保健作用，可提高妇女性功能，延缓性衰老。

第三章　常见病壮医药膳

第一节　气道病药膳

气道是壮医人体生理系统的名称，系指以呼吸系统为主的脏腑器官，如肺、支气管等。气道在人体的各种系统中与外环境接触最频繁，接触面积大。由于大气污染、吸烟及其他因素对人体气道的影响加剧，气道疾病对人类的危害亦日益严重。因此，做好气道疾病的防治非常重要。常见的气道病主要有感冒、慢性支气管炎、支气管哮喘、肺结核、肺癌等。

一、感冒

感冒，现代医学称为急性上呼吸道感染。感冒通常是因受凉、淋雨或过度疲劳等，加上身体抵抗力下降所引致，如无并发症，一般三四天便会痊愈。研究表明，绝大多数感冒是由病毒引起的，少数可以引起继发性细菌感染。

壮医认为，感冒是风毒、寒毒侵犯机体，引起气道不利、气机上逆所致，故表现为咳嗽、怕冷、咯痰等。若夹有热毒侵犯，可出现发热、咽痛等症状；夹有湿毒，则身困无力、头晕、纳食不香等。体质虚弱者易患感冒。对于普通感冒，单纯用药膳即可治愈。

姜糖仙人汤

【原料】 生姜50克，红糖25克。

【烹调方法】 生姜洗净切丝，加水两碗，水煎取一碗。加入红糖，溶化即可。

【食用方法】 趁热顿服。服后宜卧床盖被出微汗。

【功效】 散寒毒，祛风毒。适用于因风毒、寒毒入侵引起的感冒，症见怕冷、怕风、头痛、咳嗽等。

【食物与药物性味分析】 生姜辛温，具有散寒毒、祛风毒、温咪胴（胃）的作用；红糖味甘，性温，可助生姜温气血、散寒毒。两者配用，是民间治疗普通感冒的常用方法。若是因雨淋、落水感受寒毒、风毒而引起的感冒，可另取生姜500～1000克，水煎沐浴全身，效果更佳。

【备注事项】 风热感冒症见发热、咳嗽、咽喉肿痛者，不宜用本药膳。

香菜山芝麻酒汤

【原料】 鲜香菜（芫荽）50克，鲜山芝麻50克，淡米酒50克。

【烹调方法】 香菜洗净，切段；山芝麻去杂质，洗净，切段。用适量水先煎山芝麻，水沸20分钟后，加入香菜，再煮5分钟。滤出药液，加入米酒即可。

【食用方法】 温服，每日1剂。

【功效】 散寒毒，祛风毒，清热毒。适用于治疗感冒，症见怕风、怕冷、咳嗽、有痰、咽痛、舌红、苔黄、脉数等。

【食物与药物性味分析】 香菜辛温，发散寒毒，透毒外出；山芝麻性寒，味辛、微苦，有小毒；米酒温气血，助药性。三者共用，具有清热毒、解寒毒、透毒外出的作用。适用于普通感冒寒热夹杂者。

【备注事项】 两味药以鲜药为佳。不能饮酒者，可用红糖 15 克替代。

银花五味粥

【原料】 金银花、薄荷叶、黄菊花、霜桑叶、枇杷叶各 15 克，粳米 50 克。

【烹调方法】 将前五味药洗净，加水煎取药液，用药液与粳米共煮粥。

【食用方法】 温服，每日 1～2 剂。

【功效】 清热毒，祛风毒，止痛止咳。适用于治疗风毒、热毒侵犯引起的感冒，症见发热、怕冷、咽喉肿痛、咳嗽、痰黄、尿黄、舌红、苔黄、脉数等。

【食物与药物性味分析】 金银花性寒，味甘，清热解毒，除痧毒，凉血止痢，可治痧病、能蚌（黄疸）、埃病（咳嗽）、肉扭（尿路感染）、货烟妈（咽炎）等病，是治疗风热感冒的良药；薄荷有祛风毒的作用；黄菊花与桑叶有清热毒的作用；枇杷叶性寒，味甘，具有止咳嗽、调理气道的作用。五味合用，既对因治疗风毒、热毒引起的感冒，又对症控制发热、咽痛等。

【备注事项】 风寒感冒非本药膳所宜。体质虚弱者，酌减药物用量。

藿香薏仁荷叶茶

【原料】 广藿香 15 克，薏苡仁 30 克，鲜荷叶一张（约 25 克），绿茶 2 克。

【烹调方法】 前两味药洗净，用水煎。水沸 15 分钟后，加入荷叶再煮 5 分钟。滤取药液，乘热投入绿茶，泡两分钟即可。

【食用方法】　代茶温服，少量频饮，每日 1～2 剂。

【功效】　祛风毒，化湿毒，调谷道。适用于治疗夏季感受风毒、湿毒引起的感冒，症见身困、发热、怕冷、上腹饱胀、食欲减退、舌红、苔黄腻、脉数等。

【食物与药物性味分析】　广藿香性温，味辛，祛风毒，化湿毒，是治疗因风毒、湿毒入侵引起的感冒的良药；薏苡仁有助广藿香化湿毒的作用，且能改善湿毒引起的谷道功能障碍；荷叶辛凉发散，善于解湿毒、调谷道；绿茶具有开胃、消食、醒脑的作用。四味配合，可治感受风毒、湿毒引起的夏季感冒。

【备注事项】　单纯的风寒感冒和风热感冒非本药膳所宜。发热较甚者，可酌加清热毒的药物如金银花、生石膏等。

姜葱鸡汤

【原料】　生姜 25 克，葱 25 克，鸡肉 150 克。

【烹调方法】　生姜洗净，切片或捣烂；葱洗净，切段；鸡肉切块。锅内加水，先入鸡肉炖汤，汤成加生姜、葱再煮 5 分钟即可。

【食用方法】　食鸡肉，饮汤，一次吃完或分两次吃完。

【功效】　补益气血，散寒毒，祛风毒。适用于体质虚弱经常感冒者，症见面色萎黄或苍白、肢体欠温、头痛、背部发冷、舌淡、苔薄白、脉细。

【食物与药物性味分析】　鸡肉是壮族群众常用的补益气血、强身健体的食物。面色不华、稍受风寒即感冒者，正是气血虚弱的表现。生姜、葱都是辛温发散的食物，可散寒毒、祛风毒。三味共用，可用于体质虚弱经常感冒者。

【备注事项】　体质虚弱经常感冒者，除食疗之外，还应适当运动，增强体质。必要时可用冷水锻炼，从洗脸、洗手、洗脚开始，渐至冷水擦浴、冷热水交替沐浴、冷水浴乃至冬泳等。

二、慢性支气管炎

慢性支气管炎简称慢支，是指气管、支气管黏膜及其周围组织的慢性、非特异性炎症，临床出现咳嗽、咳痰和气急等症状。早期症状轻微，多在冬季发作，春暖后缓解；晚期炎症加重，症状长年存在，不分季节。疾病进展又可并发肺气肿、肺动脉高压及右心肥大，严重影响劳动能力和健康。

慢性支气管炎属壮医埃病（咳嗽）范畴。埃病是人体清除呼吸道内的分泌物或异物的保护性呼吸反射动作。壮医认为，埃病多因正虚邪盛，邪滞留于气道，内邪侵犯咪钵（肺），咪钵功能不畅，气道不通，其气上冲，发为咳嗽引起。治疗埃病应区分咳嗽类型，西药、中药、壮药皆可用。一般埃病，尤其是中老年慢性埃病以食疗为佳。

腥草海螺茶

【原料】　鲜鱼腥草100克，红海螺（也可用田螺代替）50克，金银花15克，绿茶5克。

【烹调方法】　前三味加水煎沸10分钟后加绿茶泡5分钟即可。

【食用方法】　分次温饮，每日1剂。

【功效】　清热毒，调气道。可用于慢性支气管炎患者，症见咳嗽、痰多色黄、口干、发热等。

【食物与药物性味分析】　鱼腥草是壮医治疗气道病的主要药物，长于清热毒、止咳嗽；海螺或田螺甘寒，补阴液，清热毒，配合金银花的清热解毒作用，对慢性支气管炎急性发作，感染热毒较重者有效。

【备注事项】 感受寒毒引起的咳嗽、痰稀色白者不宜用。

柿叶双肉茶

【原料】 柿叶1000克，核桃肉250克，白果肉250克。

【烹调方法】 柿叶切碎，蒸30分钟烘干备用；核桃肉、白果肉共捣烂成膏状，装瓶备用。

【食用方法】 每次用柿叶5克、核桃白果膏15克，加沸水500毫升、蜂蜜10克、陈细茶3克，浸泡代茶，饭后温服。

【功效】 清气道热毒，补咪钵（肺）气阴。可辅助治疗慢性支气管炎，症见久咳、有痰、体弱、面色不华、皮肤干燥等。

【食物与药物性味分析】 柿叶、白果是治疗气道病的良药，可清肺热、止咳嗽；核桃有补益精血的作用。本方可作为慢性支气管炎的调补食疗方。

【备注事项】 本方调补作用较强，对动脉硬化、冠心病、高血压病、老年痴呆症等也有较好的调理作用。

土人参橘皮茶

【原料】 土人参10克，橘皮、茶叶各5克，白糖15克。

【烹调方法】 前三味药洗净，共入锅，加水煎煮。水沸后再煎15分钟，兑入白糖即可。

【食用方法】 代茶频频饮用，每日1～2剂。

【功效】 调补气道，止咳化痰。适用于慢性支气管炎患者，症见咪钵（肺）气不足、咳嗽咳痰、痰白而稀或呈泡沫样、自汗、气短、纳差、大便溏泻、神疲乏力、声低懒言，每遇风寒则咳痰或喘息加重、舌质淡、苔白、脉无力等。

【食物与药物性味分析】 土人参，又名假人参、土参、红芍药，性平，味甘，补中益气，润肺止咳，清热敛汗，调经止

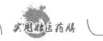

带，对老年体弱、咳嗽咳痰有较好的效果；橘皮、茶叶有调理气道、化痰止咳的作用。三味共煎代茶，对体质虚弱的慢性支气管炎患者有较好的保健治疗作用。

【备注事项】　本药膳偏于温补，热毒较甚、痰黄而多、发热头痛者慎用。

山药五味水莲饼

【原料】　干山药500克，薏苡仁250克，五味子25克，黄花倒水莲100克，紫苏梗25克，白糖100克。

【烹调方法】　山药与薏苡仁共研为细粉，备用；五味子、黄花倒水莲、紫苏梗，加适量水，煎取药液半碗，调入白糖，溶化。将药液和山药薏苡仁粉拌匀成稠面团状，分做成饼，入锅煎熟即可。

【食用方法】　当点心或主食，随意食用。

【功效】　调补气血，调理气道，止咳化痰。适用于慢性支气管炎患者在病情平静期，症见咳嗽少痰、痰白而稀、自汗气短、纳差、大便溏泻、神疲乏力、声低懒言、面色苍白、舌质淡、苔白、脉无力等的调养。

【食物与药物性味分析】　山药、薏苡仁、黄花倒水莲都是常用的补益气血药物，可调养咪钵（肺）气，强壮体质；五味子有补阴的作用；紫苏梗有调理气道、化痰止咳的作用。制成药饼，方便经常食用。

【备注事项】　本药膳偏于温补，热毒较甚、痰黄而多、发热头痛者慎用。

柚子柠檬鸡汤

【原料】　柚子一个，鲜柠檬一个（约30克），小母鸡一只（约750克），油、盐适量。

【烹调方法】 柚子去皮，切成块状备用；柠檬洗净，切片备用；鸡宰杀后去毛、内脏和头脚，洗净，切成四大块。将柚子肉、柠檬片与鸡肉块一起放入砂锅，加适量水，炖汤。加适量油、盐调味即可。

【食用方法】 吃鸡肉饮汤，佐餐食用。每 10 天制作此鸡肉汤 1～2 次，连服 10 次为一个疗程。

【功效】 补咪钵（肺）气，调理气道，化痰止咳。适用于慢性支气管炎患者，症见咪钵（肺）气虚、痰毒湿毒较盛、咳嗽痰多、痰白而稀、胸闷纳呆、神疲乏力、大便溏薄、舌苔白腻、脉濡滑等。

【食物与药物性味分析】 柚子、柠檬为常见的水果，有化痰毒、解湿毒、止咳嗽、调气道的作用；鸡肉是壮族群众补益身体的常用食物，具有大补气血、提高抗病能力的作用。经常服食本药膳，可有效地提高机体免疫功能，防治慢性支气管炎。

【备注事项】 慢性支气管炎急性发作，症见发热较甚、面红头痛、痰黄稠、咽喉肿痛、舌红、苔黄、脉数时，勿服食本药膳。

川贝出林粥

【原料】 川贝母 5 克，不出林 30 克，粳米 100 克，冰糖 20 克。

【烹调方法】 川贝母研粉，备用；不出林洗净，放入砂锅，加水煎煮 30 分钟，滤取药液。药液与粳米按常法共煮粥，粥成调入川贝母粉与冰糖即成。

【食用方法】 粥分 2～3 次食。每日 1 剂，连服 10 日为一个疗程。

【功效】 清热毒，化痰毒，止咳嗽。主治慢性支气管炎，症见遇寒而发、痰湿阻滞、热毒内生、咳嗽痰多、痰黄而稠、

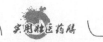

胸闷纳呆、口苦口干、大便秘结、舌苔黄腻、脉数等。

【食物与药物性味分析】　不出林又名平地木、地茶、矮地茶、矮郎伞、紫金牛等，性平，味辛、微苦，理气镇咳，祛痰平喘，活血散瘀，利尿排毒，主治埃病（咳嗽）、比耐来（咳痰）、墨病（哮喘）、肺痈等，是壮医治疗各种气道病的常用药；川贝母味苦、甘，性微寒，清热毒，补肺阴，化痰止咳，是治疗痰咳之良药。

【备注事项】　本药膳清热毒、化痰毒的作用较强，体质虚弱、肢体无力、咳声低微、纳食不香、头晕眼花者，不宜食用本药膳。

蛤蚧土人参粥

【原料】　干蛤蚧一对，土人参 30 克，大枣 15 枚，粳米 100 克。

【烹调方法】　干蛤蚧研成细末，备用。将土人参、大枣一同放入锅内，加水煎煮取汁。用药汁与粳米一起煮粥。

【食用方法】　每次吃粥时调入蛤蚧粉 5～10 克，拌匀食用。早晚各服 1 次，每日 1 剂。

【功效】　补益肺气，止咳平喘。适用于慢性支气管炎久治不瘥渐成肺气肿者，症见咳嗽气短、自汗盗汗、口干鼻燥、疲惫烦躁、五心烦热、大便干结、心悸失眠、口唇紫绀、舌淡、苔白、脉沉无力等。

【食物与药物性味分析】　土人参、蛤蚧均有补益气血、调理气道的作用。煮粥常食，可顾护肺气，延缓疾病恶化。

【备注事项】　本方为纯补之品，非痰多甚至痰黄者之所宜。

羊骨狗肉药粥

【原料】　羊骨1000克，熟附片30克，姜片100克，狗肉200克，粳米150克，葱白两根，生姜3片，食盐少许。

【烹调方法】　羊骨洗净，剁成小段，加水煮汤。然后用羊骨汤与熟附片、狗肉、粳米一起煮粥。待粥快熟时，放入生姜、葱白、食盐，再稍煮片刻即成。

【食用方法】　可做主食，温服，分2～3餐吃完。

【功效】　补阳气，养气血，壮身体。适用于慢性支气管炎患者在病情平静期（夏季），症见咳嗽、气喘为主，遇冷咳喘加重，动则喘甚，痰稀白，四肢不温，食欲不振，小便清长，舌质淡，苔白，脉弱等的调养。夏季常食，强身壮体，可减少该病在寒冷季节的发病机会。

【食物与药物性味分析】　羊骨、狗肉都是大补阳气的血肉有情食物，辅以熟附子，则温散兼补。将三者制成粥，可以常食而增强体质，防止慢性支气管炎的复发。

【备注事项】　本方非素体阳盛或外感热毒而发热、痰多而黄、尿黄便秘者之所宜。

鱼腥草炖猪肚

【原料】　鱼腥草100克，猪肚一个，盐3克。

【烹调方法】　猪肚、鱼腥草洗干净，将鱼腥草置于猪肚内，扎好后放入瓦煲内，加适量清水，文火煲汤。猪肚炖熟后，加盐调味即可。

【食用方法】　食肉饮汤。

【功效】　清热毒，化痰毒，补气血。适用于慢性支气管炎患者，症见体质虚弱、咳嗽多痰。

【食物与药物性味分析】　鱼腥草是壮医常用的治疗气道病

的药物，味辛，性寒，清热毒，消痈肿，化湿毒，可治肺热咳嗽、肺痈、热淋、湿疹、痔疮等；猪肚有补益气血的作用。二者配用，可治慢性支气管炎。

【备注事项】　感受寒毒引起的慢性支气管炎不适用本方。本药膳对反复发作的尿路感染也有较好的作用。

三、支气管哮喘

支气管哮喘是有多种细胞特别是肥大细胞、嗜酸性粒细胞和T淋巴细胞参与的慢性气道炎症，会导致支气管痉挛、通气受阻，易反复发作，有喘息、气促、胸闷和咳嗽等症状。

支气管哮喘属于壮医墨病的范畴。壮医认为，哮喘病的内因是由于先天正气不足，脏腑功能失调，宿痰停聚于气道，痰毒化热，阻滞气道，导致体质进一步虚弱。在内因的基础上易感受外邪，主要是风毒、寒毒而诱发哮喘。此外，饮食不当、久居寒湿之地、过度劳累等也可诱发哮喘。

哮喘是一种难以根治的疾病，适当的药膳调理，可以帮助患者强壮正气，预防复发，减少发病，避免重症哮喘发生，提高生活质量。

五仁粥

【原料】　白果仁5克，杏仁5克，核桃仁10克，花生仁10克，薏苡仁10克，粳米100克。

【烹调方法】　前五味药物研成细末（为方便服食，可一次加工一个星期或一个月的五仁药物用药量）。粳米加水，按常法煮成粥，调入研细的药末，再煮5分钟即可。

【食用方法】　可当主食，分2～3餐吃完。每日1剂，25日为一个疗程。

【功效】 化痰毒，补精血。可用于哮喘体弱，症见咯痰难出、反复发作者。

【食物与药物性味分析】 白果仁、杏仁有化痰毒、调气道的作用；核桃仁、花生仁有补气血的作用；薏苡仁既能祛湿毒，又可调理谷道，增强核桃仁、花生仁的补益功效。诸药配合，可辅助治疗哮喘。

【备注事项】 本药膳适用于哮喘缓解期。哮喘发作期，病情危重时，宜西、壮医结合治疗。

荔枝茶

【原料】 红茶 2 克，荔枝肉干 25 克（鲜品 50 克）。

【烹调方法】 上两味药加沸水 300 毫升，泡 15 分钟；也可加水煎取药茶。

【食用方法】 分次温服，每日 1 剂。

【功效】 补阳气，化痰毒。支气管哮喘遇寒即发，体质虚弱，怕冷怕风，肢体冰凉者适用本方。

【食物与药物性味分析】 荔枝是食品中的补阳药，对调理阳虚有较好的作用；配合红茶，缓其阳热之性，可调理支气管哮喘患者的机体状态，减少该病的发作。

【备注事项】 本方偏热，非肺热哮喘，症见痰多色黄而稠者之所宜。

双根虎耳茶

【原料】 茶树根 50 克，山楂根 50 克，虎耳草 25 克，绿茶 3 克。

【烹调方法】 上述四味药洗净，切段或切片，加水煎取药液一碗。

【食用方法】 温服，每日 1 剂。

【功效】　清理肺热，化痰调气。治支气管哮喘，症见痰多声粗。

【食物与药物性味分析】　四味药物均有清肺热、止咳化痰的功效，对支气管哮喘有一定的辅助治疗作用。

【备注事项】　本方偏寒，肺寒哮喘、痰多色白而稀者不宜用本药膳。

生姜杏仁猪肺汤

【原料】　猪肺一副（约250克），生姜100克，杏仁15克，油、盐各适量。

【烹调方法】　猪肺先入锅，加水煮熟，切块，挤压、洗净血沫；生姜洗净，切块，拍碎；杏仁洗净。三物共入锅，加水适量，炖成浓汤，加油、盐调味即可。

【食用方法】　佐膳，食猪肺，喝汤。

【功效】　散寒毒，化痰结，止哮喘。适用于哮喘发作，症见畏寒肢冷、痰多色白、舌淡、脉细无力者。

【食物与药物性味分析】　生姜味辛，性温，散寒毒，暖咪钵（肺），止咳嗽；杏仁更是止咳、化痰毒之要药。上两味配合补益肺气的猪肺，能调理气道、止咳平喘，可用于哮喘发作时的辅助治疗。

【备注事项】　本药膳虽有治疗功效，但药物效果仍然不足，需要其他药物的治疗才能更快地控制病情。

胎盘睾丸饼

【原料】　动物胎盘一具（约250克），羊睾丸或猪睾丸250克，面粉3000克。

【烹调方法】　前两味置烘箱内烘干，研成细粉，混匀，再与面粉混匀，加适量水，压成饼状，烤熟或煎熟，放入冰箱内保存。

【食用方法】 可作为早餐或零食吃，每次 50～100 克，吃完一料为一个疗程。在三伏天食用，效果更佳。

【功效】 大补精血，强壮咪钵（肺），减少哮喘发作。适用于久病体虚、哮喘反复发作者，症见头晕眼花、耳鸣腰酸、气短言低、面色苍白、舌淡、脉细无力等。

【食物与药物性味分析】 动物胎盘与睾丸均为大补肾精气血之物，与面粉共制成药饼，方便食用，易于坚持，是改善哮喘患者体质，预防或减少哮喘发作的较好方法。

【备注事项】 本药膳只适用于哮喘缓解期服食。哮喘发作期间，热毒、痰毒较盛时，慎服食。

哮喘的药膳保健，还可参用慢性支气管炎药膳。

四、肺结核

肺结核病是由结核分支杆菌引起的慢性肺部感染性疾病，其中痰中排菌者称为传染性肺结核病。临床表现为倦怠、乏力、心悸、食欲减退、体重减轻、月经失常、午后发热、盗汗等，X线检查及痰菌检查多可确诊。

肺结核是一种慢性病，在积极实施西药、壮药治疗的同时，配合药膳可以改善体质，加快康复。一般来讲，慢性支气管炎的药膳也大多适于肺结核患者食用。

白果雪梨黑豆羹

【原料】 白果 10 克，雪梨两个，黑豆 30 克，冰糖 15 克。

【烹调方法】 白果洗净，捣烂；雪梨去皮，切块。前两味与黑豆共加水适量，炖汤，加冰糖即成。

【食用方法】 吃白果、梨、黑豆，饮汤。每日 1 剂，连服

15 天为一个疗程。

【功效】　补咪钵（肺），壮身体，抗痨毒。适用于肺结核患者，症见咳嗽有痰、体弱气短、心悸失眠、盗汗口干等。

【食物与药物性味分析】　白果是广西壮族地区特产药物之一，有抗结核杆菌、止咳化痰的功效；雪梨甘寒，补益肺阴；黑豆补益气血。三味共用，可改善肺结核患者气血耗损、精气不足的状态，恢复其抗病能力。

【备注事项】　肺结核患者可常食，无毒副作用。若辅以抗痨药物，可加快康复速度。

不出林银耳汤

【原料】　不出林 25 克，银耳 15 克，冰糖 30 克。

【烹调方法】　将不出林洗净，用纱布包好，与银耳一起炖汤。汤成，加入冰糖溶化即可。

【食用方法】　温服，每日 1～2 剂，连服 30 日为一个疗程。

【功效】　抗痨毒，补咪钵（肺），止咳嗽。适用于肺结核患者，症见阴液不足、干咳少痰或痰中带血、潮热、盗汗、颧红、咽干口燥、舌质红、脉细数等。

【食物与药物性味分析】　不出林是壮医治疗肺病，尤其是肺结核的主要药物，具有清肺热、止咳嗽、抗痨毒的作用；配用银耳、冰糖，润养肺阴，可辅助治疗肺结核病。

【备注事项】　本药膳以补益肺阴为主，需配合抗痨药物同时治疗。

白及甲鱼粥

【原料】　白及 30 克，山药 50 克，板栗仁 50 克，甲鱼一只，瘦猪肉 50 克，粳米 100 克，油、盐适量。

【烹调方法】 将前三味烘干，研细末；甲鱼放入沸水锅中烫死，剁去头爪，揭去硬壳，掏出内脏，洗净后切成1厘米见方的块；猪肉洗净，切碎。甲鱼、粳米加水适量，煮成稀粥，加入白及、山药、板栗仁、猪肉末，再煮片刻，加油、盐调味即可。

【食用方法】 分2~3餐温服，可以经常服食。

【功效】 补咪钵（肺）阴，益气血，止咯血。适用于肺结核患者，症见咳嗽咯血、体虚多汗、纳食不香等。

【食物与药物性味分析】 白及味甘，性凉，是良好的止血药；甲鱼、山药、板栗、猪肉、粳米都有补益气血、强壮身体的作用。诸味配用，对肺结核咯血有一定的辅助治疗作用。

【备注事项】 本药膳适用于轻症肺结核咯血者。咯血多或反复发作难以止血者，宜西、壮医结合治疗。

三鲜茶

【原料】 鲜梨5个，鲜藕200克，鲜茅根100克，柿饼5个，大枣20个，茶叶适量。

【烹调方法】 共加水泡煮，沸后再煮半小时即可饮用。

【食用方法】 分次代茶温饮，每日1剂。

【功效】 补咪钵（肺），滋阴液，止咳嗽。用于肺结核患者，症见咳嗽有痰、痰中带血、口干咽燥、舌红、苔少、脉细数。

【食物与药物性味分析】 梨、藕、柿饼均有补益肺阴的作用；茅根清热毒，引热下行。诸物配合，可辅助治疗肺结核咳嗽咯血。

【备注事项】 本方性味偏寒，体质虚弱者慎服或酌减用量。

白果糯米粥

【原料】　新鲜白果仁 4 颗或干品 4 颗（儿童用量酌减），糯米 50 克，白糖半匙。

【烹调方法】　白果去壳，温水浸泡片刻，去衣和胚尖（胚芽）。糯米洗净后，与白果一起倒入锅内，加冷水两大碗，中火烧煮约半小时，加白糖调味即可。

【食用方法】　作早餐食或下午当点心吃。秋冬季节，连续服食 2～3 个月。

【功效】　杀"痨虫"，止咳嗽，强身体。适于肺结核体弱，症见咳嗽声低、舌红、苔少、脉细者服用。

【食物与药物性味分析】　白果对肺结核有较好的治疗作用，且能祛痰止咳、燥湿、缩小便，对控制症状、改善体质也有较好的作用。

【备注事项】　本方对肾结核也有较好的疗效。此方需长期食用方见效果。新鲜白果有毒，连续食用时，用量必须严格限制。

百合黄精粥

【原料】　百合 30 克，山药 50 克，黄精 50 克，粳米 100 克。

【烹调方法】　前三味洗净，切碎，与粳米一起入锅，按常法煮粥。

【食用方法】　温热食用，每天 1 次。

【功效】　调补咪钵（肺）。适用于肺结核患者，症见咳嗽少痰、纳差、失眠、脉细等。

【食物与药物性味分析】　百合、山药、黄精均为补益肺气肺阴的良药，其中黄精还有一定的杀"痨虫"的作用。

【备注事项】　本方偏于滋补，热毒较甚者不宜服用。

五味子浓汁浸鸡蛋

【原料】　北五味子 250 克，新鲜鸡蛋 20 个，白糖少许。

【烹调方法】　用冷水将五味子快速洗净，滤干，倒入大砂锅内，加冷水浸没。浸泡两小时后，用小火煎约一小时，滤出头汁约一大碗。再加冷水三大碗，煎二汁，煎约一小时，至药汁剩下一大碗时，滤出二汁。将头汁、二汁合并。将新鲜鸡蛋（必须购新鲜的）洗净，放入大砂锅内，再将五味子浓汁倒入，将鸡蛋全部浸没（必须浸没），砂锅加盖，置于阴凉处，浸泡 7～10 天。鸡蛋经五味子浓汁浸泡一个星期后，蛋壳溶化，蛋膜仍包着蛋白和蛋黄，成为无壳软蛋。准备小锅，预先放冷水小半碗、白糖少许（爱吃甜者，可放半匙），用大匙将一个软蛋轻轻盛起，放入小锅内，并加入五味子浓汁一匙及清水适量，烧沸两分钟，停火即可。

【食用方法】　每日 2 次，当点心吃。空腹吃最佳。

【功效】　调补咪钵（肺），滋阴止咳，用于长期不愈的肺结核患者，症见低热、咽干、咯血等。

【食物与药物性味分析】　五味子有补阴精、固正脱的作用，与补益气血的鸡蛋配合，对肺结核体弱难复者有一定的食疗作用。

【备注事项】　本方抗痨作用不强，故宜配合其他抗痨药物同时治疗。

胎盘鸡汤丸

【原料】　胎盘 4 个（焙焦黄），百部 500 克，白及 250 克，小母鸡一只。

【烹调方法】　前三味共研细末。小母鸡宰杀后，去毛及内

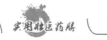

脏，洗净切块，煎浓汤后去骨及渣。用浓鸡汤和药末为丸。

【食用方法】　早晚各服 10～20 克，以蛋汤或瘦肉汤送服。

【功效】　大补精血，调理肺虚。主要用于肺结核后期体质虚弱，症见咳嗽声低、少量咯血、纳食减少、失眠健忘、心悸头晕者的治疗。

【食物与药物性味分析】　胎盘，又称紫河车，为大补气血的血肉有情之品；百部、白及有补肺阴、止咳嗽、止咯血的作用；配合补益气血的鸡肉，可大补正气、渐复机体。

【备注事项】　本方偏于滋补，热毒较甚者不宜服用。

五、肺癌

肺癌是发生于支气管黏膜上皮的癌症，亦称支气管癌。近 20 年来，许多国家都报道肺癌的发病率明显增高，在男性癌瘤病人中，肺癌的发病率已居首位，女性的肺癌发病率也迅速增高。

肺癌恶性程度高，预后差，常见的肺癌早期症状有：咳嗽，多为偶发性干咳，少痰或无痰，可有少量白色泡沫痰，多于劳累后出现；咯血或血痰，多为持续性，痰中带血丝或小血块，血呈鲜红色或暗红色，一般治疗不易控制；胸痛，多在肺癌中晚期出现，但若癌瘤位于胸膜附近，则可较早出现胸痛，表现为不规则的隐痛或钝痛。

化疗或手术后，适当的壮医药膳有助于提高临床疗效。

甲鱼腥草莲藕汤

【原料】　甲鱼肉 100 克，鱼腥草 50 克，鲜莲藕 250 克，大蒜 25 克，油、盐适量。

【烹调方法】　甲鱼肉洗净，切块；鱼腥草洗净，切段；莲藕洗净，切块；大蒜去皮。诸物加水，炖汤，加油、盐调味即可。

【食用方法】 吃甲鱼肉、莲藕、鱼腥草、大蒜，饮汤，分2～3次服完。

【功效】 补阴血，清热毒，调气道。适用于肺癌化疗或放疗后，有气阴不足、体弱咳嗽、痰少、低热、舌红干、脉细数等症状患者的调养治疗。

【食物与药物性味分析】 甲鱼为大补阴血的食物，且有一定的抗肿瘤作用；鱼腥草具有清肺热、调气道、止血止咳的作用；莲藕也有补阴、止血的作用；大蒜具有清热毒、抗癌的作用。诸物合用，可辅助治疗肺癌。

【备注事项】 本药膳有一定的滋腻性，胸闷不舒、食纳不佳、舌苔厚腻者不宜用本药膳。

三七生晒参鸡汤

【原料】 三七10克，鸡肉250克，生晒参5克，盐适量。

【烹调方法】 三七用花生油浸透，切片，置鸡油中炸香；鸡肉洗净，切块；生晒参洗净。将全部用料放入锅内，加清水适量，小火炖煮两小时，加盐调味即成。

【食用方法】 佐餐，吃肉、参，饮汤，分两次吃完。

【功效】 祛瘀血，止疼痛，养气血。可供肺癌中期，有咳嗽、咯血、胸痛、舌暗红有瘀斑、苔薄、脉细等症状的患者服用。

【食物与药物性味分析】 三七性温，味甘、微苦，止血止痛，散瘀消肿，通龙路、火路，可治各种血证、胴尹（胃痛）等；生晒参有大补气血的作用，加用鸡肉可增强其补益身体的功能。三味共用，既可化瘀血、消肿瘤、止出血，又可补益气血、改善肺癌所耗损的气血，一举而多得。

【备注事项】 本药膳偏于温补，若有热毒感染、发热、咳嗽痰黄、苔黄、脉数等症状，不宜用本方。

首乌黑豆牛骨汤

【原料】 制何首乌 30 克，黑豆 150 克，桃金娘果 50 克，牛腿骨 500 克，红枣 10 颗，生姜、精盐、味精、猪油各适量。

【烹调方法】 前三味药物洗净；牛腿骨洗净，敲碎。诸物一起入锅，加水煎煮，水沸后再煎 60 分钟，调味即可。

【食用方法】 佐餐，吃肉、黑豆，饮汤，日服 1 剂，可连续服用至临床症状改善。

【功效】 补肝肾，补气血，生毛发。可用于肺癌等癌症化疗或放疗后，头发及眉毛脱落、头晕眼花、耳鸣腰酸等症的治疗。

【食物与药物性味分析】 何首乌、黑豆都是壮医补益肝肾的常用药物和食物；桃金娘果长于补气；牛腿骨则有补益骨髓的作用。诸物配合，对肺癌等癌症化疗或放疗后出现的肝肾虚弱症状有较好的改善和治疗作用。

【备注事项】 本药膳偏于滋补，热毒较甚、痰黄而多、发热头痛，或腹胀、纳呆、腹泻者慎用。

第二节 谷道病药膳

谷道，是壮医对消化系统的称呼，其脏腑包括食管、胃、肠、肝、胆等。谷道是机体营养来源的主要途径。人所吃喝的食物与水分，要依靠谷道进行消化，食物中的营养物质，也要靠谷道来消化吸收，并将其输送到人体各个脏腑、骨骼、筋肉等。

常见的谷道病有慢性胃炎、消化性溃疡、胃下垂、肠炎、痢疾、便秘、慢性肝炎、肝硬化等。

一、慢性胃炎

慢性胃炎是以胃黏膜的非特异性慢性炎症为主要病理变化的慢性胃病，常见的类型有慢性浅表性胃炎和慢性萎缩性胃炎。

慢性浅表性胃炎的临床表现是上腹部隐痛、食后饱胀、食欲不振及嗳气等，症状时轻时重，反复发作。上腹疼痛多数为无规律的灼痛、隐痛、胀痛，常因进冷食、硬食、辛辣或其他刺激性食物而症状加重，用解痉剂及抗酸剂不易缓解。

慢性萎缩性胃炎的临床表现是上腹部灼痛、胀痛、钝痛或胀满、痞闷，尤以食后为甚，并有食欲不振、恶心、嗳气、便秘或腹泻等症状。严重者可有消瘦、贫血、脆甲、舌炎或舌乳头萎缩表现，少数胃黏膜糜烂者可伴有上消化道出血症状。

慢性胃炎属于壮医胴尹（胃痛）范畴，其病因病理主要是饮食不节，伤及谷道功能，谷道不能消化食物，造成胃痛、厌食、消瘦、贫血等一系列临床表现。治疗宜调理谷道，去除病因，强壮咪隆咪胴（脾胃）。

茯苓神曲粥

【原料】　茯苓 15 克，神曲 10 克，陈皮 3 克，粳米 100 克。

【烹调方法】　茯苓、陈皮烘干，研末。神曲捣碎，加水四碗，煎至两碗，加入粳米煮成稀粥，再调入茯苓、陈皮末，混匀即成。

【食用方法】　做主食，分餐食用。

【功效】　补咪隆咪胴（脾胃），益气血。可治疗慢性胃炎谷道虚弱、食欲不振、食积难消、嗳腐吞酸、脘闷腹胀等症。

【食物与药物性味分析】 茯苓味甘，性平，有补咪隆咪胴（脾胃）的作用；神曲、陈皮有通调谷道、增进食欲的作用。三味配合，制成补益脾胃的米粥，调中有补，可治慢性胃炎。

【备注事项】 本药膳也可治疗消化性溃疡。

田七玉竹焖鸭

【原料】 田七5克，玉竹50克，沙参50克，老鸭一只，生姜、大葱、味精、食盐等调味品各适量。

【烹调方法】 田七用植物油浸透后，切片；老鸭宰杀后，除去毛和内脏，洗净，放入砂锅内。将田七、沙参、玉竹放入锅内，加清水适量，先以武火煮沸，再用文火焖煮一小时以上，至鸭肉软烂为止。去药渣，放入调味品，稍煮即可。

【食用方法】 佐餐温服，吃肉喝汤，可常食。

【功效】 治慢性萎缩性胃炎，症见阴液不足、胃脘隐痛、口干咽燥、纳食减少、大便秘结、舌红、苔干、脉细数等。

【备注事项】 本膳对慢性胃出血、隐性便血也有治疗作用。

白术猪肚粥

【原料】 土炒白术30克，猪肚一个，粳米100克，生姜、油、盐等各适量。

【烹调方法】 猪肚洗净切成小片，同白术、生姜入锅，加水四碗，煎煮取汁两碗。去白术、生姜，放入粳米同煮成粥，加油、盐等，稍煮片刻即成。

【食用方法】 做主餐食用，分2～3次服完。

【功效】 调补咪隆咪胴（脾胃），补气血。可用于慢性胃炎久病不愈者，症见脾胃虚弱、食欲不振、脘腹作胀、大便溏烂、舌淡、苔白、脉细无力等。

【食物与药物性味分析】　白术味甘，性温，有调补咪隆咪胴、去湿毒的作用；猪肚更是壮医常用的补益咪隆咪胴（脾胃）、益气血的食物。将它们制成补益肠胃的米粥，缓补谷道，可治慢性胃炎。

【备注事项】　若慢性胃炎伴上腹疼痛较甚，可酌加两面针、木香等；伴口干舌燥、大便秘结，酌减白术用量，加沙参、玉竹等。

二、消化性溃疡

消化性溃疡主要指发生在胃和十二指肠球部的与胃液的消化作用有关的慢性溃疡，包括十二指肠溃疡和胃溃疡。

消化性溃疡的临床表现为慢性胃痛。此类慢性胃病呈季节性反复发作（多在秋冬和冬春之交发病），可因不良情绪或服消炎药物诱发。发作时，上腹痛呈节律性。十二指肠溃疡的疼痛呈节律性，一般在餐后2～4小时上腹痛，如不服药或进食，要持续至进餐才缓解。胃溃疡上腹疼痛在餐后出现较早，一般在餐后0.5～1小时出现，在下次进餐前自行消失。

消化性溃疡也属于壮医胴尹（胃痛）范畴，其药膳治疗原则与慢性胃炎基本相同。

川椒陈皮鸡

【原料】　川椒3克，陈皮20克，香附15克，嫩公鸡肉60克，葱白10茎，生姜5克，调味品适量。

【烹调方法】　川椒捣碎；陈皮洗净，切丝；香附用醋炒香；生姜切如米粒状；葱白切碎。前述几味入锅，加水适量，煎取浓药汁50～100毫升。嫩公鸡肉洗净，切小块，先用热油锅炒，兑入药汁，加适量清水，以武火煮沸，再以文火焖至药汁收干，放入料酒、味精、酱油，拌炒即成。

【食用方法】 佐餐食用，可以常吃。

【功效】 温咪隆咪胴（脾胃），补气血。可治疗消化性溃疡，症见谷道不畅、阳气不足、气机不行、脘腹胀痛、腹部怕冷、食少不化、嗳气反酸、恶心、舌淡、苔白、脉紧等。

【食物与药物性味分析】 川椒味辛，性热，有散寒毒、止疼痛的功能；陈皮、香附都是调气机的良药，对谷道气机不畅有良好的调理作用；嫩公鸡肉则有调补气血兼补阳散寒的作用。诸物配合，散寒毒，止疼痛，补气血，可用于消化性溃疡阳气不足、寒气滞留谷道者。

【备注事项】 本药膳偏于温补，若咪隆咪胴（脾胃）有热，表现有口干口渴、便秘难下、发热、舌红、苔黄、脉数者，不宜用本方。

灵芝百叶糯米粥

【原料】 灵芝 10 克，牛百叶 100 克，糯米 100 克，生姜 3 克。

【烹调方法】 灵芝研为细末；牛百叶洗净，切成小块或细丝；生姜切丝。糯米淘净，与牛百叶一起加水适量，煮成粥，再加入灵芝末、姜丝，稍煮片刻即可。

【食用方法】 做主食，温服。

【功效】 调补咪隆咪胴（脾胃）。可治疗消化性溃疡，症见气血不足、胃部隐痛、喜按喜暖、口淡、大便稀溏、面色萎黄、神疲乏力、舌质淡红、苔白、脉细弱等。

【食物与药物性味分析】 灵芝为调补气血之圣药；牛百叶为壮族群众喜食的补益咪隆咪胴（脾胃）的食物。与调养气血的糯米一起煮成粥，可用于消化性溃疡体质虚弱者的治疗。

【备注事项】 本药膳偏于滋腻，纳食较少、食后腹胀难消者，可用粳米替换糯米，酌加陈皮、砂仁等开胃药物。

良姜豆蔻玉米饼

【原料】 高良姜 50 克，白豆蔻 50 克，玉米粉 1000 克，食盐 15 克。

【烹调方法】 高良姜、白豆蔻共研为细末，与食盐一起撒入玉米粉，充分混匀，用温水和成面团。将面团捂盖半小时后，捏压成饼，下油锅煎，饼熟即可。

【食用方法】 做主食或零食，不限量，随意食之。

【功效】 调理咪隆咪胴（脾胃），止疼痛。可治疗老年人慢性消化性溃疡，症见胃痛缠绵、食欲不振、胸腹胀满、大便稀溏、腹部怕冷等。

【食物与药物性味分析】 高良姜、白豆蔻均为调理谷道气机的良药，高良姜还有散寒毒、止疼痛的功能。与玉米粉一起制成药饼，方便食用，易于坚持药膳治疗。

【备注事项】 本药膳偏温，肠胃有热、口干舌燥、常生口疮（口腔溃疡）、口臭、上腹灼热、大便秘结、舌红、苔黄干、脉数者，不宜用本方。

金橘煲猪肚

【原料】 金橘 100 克，猪肚一个，油、盐适量。

【烹调方法】 猪肚洗净切成小块，与金橘一起入锅，加水四碗煎至一碗半，加盐、油少许调味即成。

【食用方法】 佐膳，吃肉饮汤，常吃。

【功效】 通调谷道，补益气血。用于治疗消化性溃疡，症见上腹隐痛或胀痛、嗳气、怕冷、面色苍白、舌淡、脉细无力等。

【食物与药物性味分析】 金橘为调理谷道的佳果，与猪

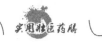

肚一起炖食，温补咪隆咪胴（脾胃），可用于消化性溃疡气机不畅、气血虚弱者。

【备注事项】 上腹痛甚，酌加陈皮、砂仁；体虚明显、头晕眼花、肢体无力者，酌加土人参、黄花倒水莲、鸡血藤等。

三、胃下垂

站立时，胃的下缘达盆腔，胃小弯弧线最低点降至髂嵴连线以下，称为胃下垂。本病的发生多是由于支撑胃的肌肉松弛，腹内压下降等因素造成的。轻度下垂者一般无症状，下垂明显者可有上腹不适，如饱胀（饭后明显）、恶心、嗳气、厌食、便秘等。长期胃下垂者常有消瘦、乏力、站立性昏厥、低血压、心悸、失眠、头痛等症状。

胃下垂属于壮医嘘内（气虚）的范畴，治疗宜补养精气、调养谷道。

陈皮鸡肉馅馄饨

【原料】 陈皮 30 克，母鸡肉 150 克，生姜末 15 克，馄饨皮 250 克，盐、黄酒适量。

【烹调方法】 陈皮、鸡肉共剁为泥，加入生姜末、食盐、黄酒搅匀为馅。取馄饨皮，按常法包为馄饨，煮熟即可。

【食用方法】 晨起空腹服。

【功效】 调补气血，补益谷道。可用于治疗胃下垂，症见面色不华、纳食少、食后腹胀、舌淡、脉细无力等。

【食物与药物性味分析】 鸡肉为补益气血的佳食；陈皮辛温，有调理谷道的作用。共制成馄饨，空腹食用，直达咪胴（胃），可改善全身状态，辅助药物治疗。

【备注事项】 内热盛者禁用。

羊骨山药良姜粥

【原料】 羊脊骨1000克，鲜山药150克，高良姜10克，粳米100克，油、盐适量。

【烹调方法】 羊脊骨捣碎，加清水2500毫升，文火煎煮约60分钟，去骨。以骨头汤加山药、高良姜、粳米共煮成粥，酌加油、盐即可。

【食用方法】 可做主食，空腹服，分数餐吃完。

【功效】 补养气血，养胃补阳。适用于胃下垂阳气不足者，症见食欲不振、贫血、上腹怕冷喜暖、消瘦、下肢浮肿、言语无力等。

【食物与药物性味分析】 羊脊骨具有补养精血的功效，有助阳的作用；山药有补养谷道的作用；高良姜具有散寒、止痛的功效。三味共煮成粥，具有补气血、散寒毒的作用，适用于胃下垂兼阳气不足者。

【备注事项】 本药膳偏于温补，素体有热者慎服。

荷叶猪肚汤

【原料】 猪肚一个（约1000克），鲜荷叶两张，八角、桂皮、生姜、胡椒粉、盐、黄酒各适量。

【烹调方法】 猪肚洗净，切块；荷叶洗净，垫置于砂锅底，把猪肚放入，加水浸没。用旺火烧沸后，改用中火烧半小时。将猪肚捞出，切成条状或小块，再倒入锅内，加入黄酒、八角、桂皮，文火煨两小时。然后加入盐、生姜、胡椒粉，继续慢慢煨2～3个小时，至猪肚酥烂即可。

【食用方法】 佐餐，吃猪肚，饮汤。

【功效】 补气益胃，养血生精，去湿开胃。适用于胃下垂气血虚弱、湿毒阻滞者,症见形瘦无力、纳差、腹部有空虚感、口淡、尿清、头晕、舌淡、苔白腻等。

【食物与药物性味分析】　猪肚有补养气血、调养咪胴(胃)的功效;荷叶辛凉开胃,祛湿毒,调谷道。两味配用,于补养之中兼加调理谷道、祛湿毒、开胃之效,适用于胃下垂正气不足、湿毒较盛者。此膳夏季服食更佳。

【备注事项】　除服食药膳外,宜配合运动疗法,加强腹肌锻炼,以增强疗效。

四、肠炎

肠炎泛指肠道的慢性炎症性疾病,临床以腹痛、腹泻为主要表现。按病程长短,可分为急性肠炎和慢性肠炎。慢性肠炎临床较为常见,病程一般有两个月以上,伴有反复发作的腹痛、腹泻及消化不良。重者可有黏液便或水样便。

肠炎属壮医白冻(泄泻)的范畴,治疗以调理谷道、祛邪毒、补养咪隆咪胴(脾胃)为主。

良姜藿香粥

【原料】　高良姜 10 克,藿香 10 克,白豆蔻 5 克,番桃叶 5 克,车前草 10 克,粳米 100 克,盐适量。

【烹调方法】　前五味药洗净,放入锅中,加水适量,煎取药液。用药液与粳米按常法煮粥,加适量食盐调味即可。

【食用方法】　趁热服粥,分 2～3 次吃完。

【功效】　散寒毒,祛湿毒,暖肠胃,止泄泻。用于治疗急性肠炎,症见泄泻清稀甚至如水样、腹痛肠鸣、脘闷食少、恶寒发热、头痛鼻塞、肢体酸痛、苔薄白或白腻、脉濡缓等。

【食物与药物性味分析】　高良姜长于散肠胃寒毒;藿香、

白豆蔻、车前草长于祛湿毒、调理谷道；番桃叶是壮族民间常用的止泻良药。诸药制成药粥，对因治疗的同时，补充因泄泻引起的水分丢失，一举两得。

【备注事项】　本药膳偏温，肠炎属于热毒引起，症见大便夹有黏液甚至脓血、腹痛、口干面红、发热咽痛、舌红、苔黄、脉数有力者，不宜用本方。

飞扬凤草粥

【原料】　大飞扬25克，凤尾草25克，车前草25克，干荷叶10克，粳米100克，油、盐适量。

【烹调方法】　前四味药水煎两小时，滤取药汁，加粳米按常法煮粥。粥成加油、盐调味即可。

【食用方法】　趁温热服食，分2～3次吃完。

【功效】　清热毒，祛湿毒，止泻。用于治疗感受热毒、湿毒引起的急性肠炎，症见泄泻腹痛、泻下急迫、粪黄臭秽、肛门灼热、烦热口渴、小便短黄、苔黄腻、脉数有力等。

【食物与药物性味分析】　大飞扬味苦涩，性平，有清热毒、祛湿毒、调谷道的作用；凤尾草、车前草助大飞扬止泄泻、清热毒；荷叶祛湿毒、调谷道。诸药配合，可用于急性肠炎属热毒、湿毒引起者。

【备注事项】　本药膳长于清热毒、祛湿毒，由风毒、寒毒引起的肠炎患者不宜服用。

参莲玉米饼

【原料】　土人参150克，黄花倒水莲150克，番桃叶50克，山药500克，玉米粉1500克，白糖150克。

【烹调方法】　前三味药加水适量，水煎两次，滤取药液。山药研为细末，与玉米粉混匀，加白糖调味，用煎好的药液冲

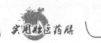

调，按常法煎成饼，冰箱保存。

【食用方法】 随意食之，可以常食，吃完再依法配制。

【功效】 补气血，调咪隆咪胴（脾胃），止泄泻。用于治疗慢性肠炎，症见大便时溏时泻、水谷不化、稍食油腻即泻、食欲不振、食后上腹不舒、倦怠乏力、面色萎黄、舌质淡、苔白、脉细弱无力等。

【食物与药物性味分析】 土人参、黄花倒水莲都是壮医常用的补气、调补咪隆咪胴（脾胃）的良药；番桃叶为壮医止泻良药；山药既是食品，又是补气药物，与易于消化的玉米粉混合制成药饼，方便经常服食。

【备注事项】 热毒引起的肠炎非本方所宜。

金樱干姜粥

【原料】 金樱子 20 克，干姜 10 克，补骨脂 5 克，茯苓 20 克，小飞扬草 20 克，粳米 100 克，油、盐（或红糖）适量。

【烹调方法】 前五味药水煎一小时，滤取药汁，加粳米按常法煮粥，粥成加油、盐（或红糖）调味即可。

【食用方法】 温热服食，分 2～3 次吃完。

【功效】 固谷道，散寒毒，止泄泻。用于慢性肠炎久治不愈、体质虚弱者，症见腹部隐痛、肠鸣即泻、泻后则安、腹部畏寒、形寒肢冷、腰膝酸软、舌质淡、苔白、脉沉细等。

【食物与药物性味分析】 金樱子味酸涩，性平，长于固谷道、补阴精；补骨脂助金樱子补肾固涩；干姜散寒毒、止腹痛；茯苓调理肠胃；小飞扬草是壮医常用的止泻良药。诸药配全，可用于肠炎久病、谷道不固、体质虚弱者。

【备注事项】 热毒引起的肠炎不宜用本方。

五、痢疾

痢疾是一种急性肠道传染病，致病原为痢疾杆菌和致病性阿米巴原虫，由致病原可分为细菌性痢疾和阿米巴痢疾。临床表现为发热、腹痛、腹泻、里急后重、脓血便，腹泻次数多，但量不多。重症可伴惊厥、头痛、全身肌肉酸痛等。

痢疾属壮医的阿噎咪（痢疾）范畴，治疗以清热毒、祛湿毒、调气机为主。

银花凤尾槟榔粥

【原料】　金银花25克，凤尾草25克，马齿苋25克，槟榔15克，粳米100克，红糖适量。

【烹调方法】　前四味药水煎一小时，滤取药汁，加粳米按常法煮粥。粥成加红糖调味即可。

【食用方法】　温食，分2～3次吃完。症状控制后，再服2～3天。

【功效】　清热毒，祛湿毒，调谷道，止痢疾。可治急性痢疾，症见频频下痢、下痢脓血、里急后重、发热、舌苔黄腻、脉滑数等。

【食物与药物性味分析】　金银花、凤尾草、马齿苋均为壮医常用的清热毒、祛湿毒、调谷道的药物；槟榔既祛热毒，又调气机，可止痢疾引起的腹痛。诸药配合制成药粥，可用于治疗急性细菌性痢疾。

【备注事项】　素体虚寒者，酌减药物用量。

飞扬石榴皮粥

【原料】　大飞扬草25克，石榴皮50克，生大蒜10克，

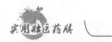

鸭胆子（去壳取仁）15 粒，粳米 100 克，红糖适量。

【烹调方法】　前两味药水煎两小时，滤取药汁，加粳米按常法煮粥。粥成加红糖调味即可。

【食用方法】　温食，分 2～3 次吃完。每次食粥时，送服生大蒜和鸭胆子（鸭胆子用胶囊或龙眼肉包好吞服，勿嚼）。症状控制后，再服 5～10 天。

【功效】　清热毒，祛湿毒，调谷道，杀虫止痢。可治急、慢性阿米巴痢疾，症见频频下痢、下痢脓血黏液、里急后重、舌苔黄腻、脉滑数等。

【食物与药物性味分析】　大飞扬草、石榴皮为壮医治疗痢疾的良药，有清热毒、祛湿毒、调谷道的功效；生大蒜、鸭胆子有杀虫的作用。诸药配合，可治疗阿米巴痢疾。

【备注事项】　缺鸭胆子时，可酌加生大蒜的用量。

六、便秘

便秘是指排便困难或费力、排便不畅、便次太少、粪便干结且量少。此病病因主要有：摄入的食物或水分过少，使肠内的食糜残渣或粪便的量亦少；肠道的蠕动减弱或肠道肌肉张力减小；肠腔狭窄或有梗阻存在，使正常的肠蠕动受阻；排便反射障碍；等等。便秘持续 6 个月以上，称为习惯性便秘。

便秘属于壮医阿噎囊（大便难解）的范畴，治疗宜通谷道、补阴液、调气机。

决明首乌芝麻茶

【原料】　决明子 200 克，生何首乌 150 克，白芝麻 250克。

【烹调方法】　决明子在锅中炒爆变色，不焦黑，备用；

生何首乌洗净切成薄片或研为粗末，晒干备用；白芝麻炒香，备用。三味药混匀，置瓶中收储。

【食用方法】 每次取上述混合药末 20 克，放入带盖茶杯中，加沸水冲泡后加盖闷 10 分钟即成。代茶频饮，一般可连续冲泡三次。

【功效】 润肠道，调谷道。可治素体阴虚或热病后阴液不足引起的便秘，症见便秘难下，数日不行，甚至脱肛、便血，伴低热、口干舌燥、皮肤干燥、舌红、苔少或无苔、脉细等。

【食物与药物性味分析】 决明子、生何首乌、白芝麻均有较好的通调谷道、润滑肠胃的作用，可用于阴液不足引起的便秘。

【备注事项】 老年便秘，酌加土人参、黄花倒水莲等补益气血的药物，能增强疗效。

红薯芝麻饼

【原料】 新鲜红薯1500克，白糖 150 克，面粉 150 克，糯米粉 150 克，黑芝麻 150 克，花生油 250 克。

【烹调方法】 红薯洗净，大火蒸熟后去皮，捣成泥；红薯泥加糯米粉、面粉和清水一起拌揉均匀，按成面坯；黑芝麻炒香压碎，再加白糖、少量花生油混合拌匀，揉成馅球。取面坯逐个包馅球后摁扁成饼。锅中放少量花生油，油烧至七成热时，放饼坯下锅，两面煎黄即可。如果家中有高血压、高血脂患者或不喜油腻者，也可将红薯芝麻饼蒸熟食用。

【食用方法】 做主食或零食，经常食用。

【功效】 调谷道，治便秘。可用于各种便秘的辅助治疗。

【食物与药物性味分析】 红薯性平，味甘，有补咪隆咪胴（脾胃）、调理谷道的功效，有"肠道清道夫"的美称；芝

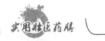

麻味甘而润，药性平和，为补益肝肾、润五脏之佳品，能润滑肠道燥结而通便。经常便秘的人可适当多吃。

【备注事项】 胃酸过多者，进食量应有所控制。

葛根苁蓉羊肉粥

【原料】 鲜葛根50克，肉苁蓉25克，羊肉100克，粳米100克，生姜、食盐、植物油各适量。

【烹调方法】 葛根洗净，切块，捣碎；肉苁蓉洗净；羊肉洗净后切块。砂锅加水煮肉苁蓉一小时，取汁去渣，放入葛根、羊肉、粳米，按常法煮粥。粥成，加生姜、油、盐调味即可。

【食用方法】 温食，分2～3次吃完，可常食。

【功效】 润谷道，补阳气，调咪隆咪胴（脾胃）。可治老年人习惯性便秘，症见腰膝冷痛、小便频数、夜间多尿、体质羸弱、恶寒怕冷、四肢欠温、舌淡等。

【食物与药物性味分析】 葛根性凉，味甘，具有调理谷道的功能；肉苁蓉是补益阳气的良药，可改善老年人阳气不足的状态；加羊肉增强补益阳气的作用。制成药粥，方便老年人服食。

【备注事项】 本药膳偏于温补，因阴液不足引起便秘者慎服。

核桃仁炒韭菜

【原料】 核桃仁100克，韭菜250克，麻油50克，食盐适量。

【烹调方法】 核桃仁用开水泡两分钟，撕去表皮；韭菜洗净，切段。炒锅烧热倒入麻油，下核桃仁翻炒至色黄，下韭菜段一起翻炒至熟。起锅时加盐调味，炒匀后装盘即成。

【食用方法】　佐餐，宜常食。

【功效】　补阳气，润谷道，可用于治疗老年人便秘。

【食物与药物性味分析】　核桃仁油脂较多，且有补益肝肾的功能，对老年人便秘有一定的疗效；韭菜是蔬菜中的补阳佳品，与核桃仁、麻油一起，润肠通便，纠治便秘。本药膳对男子阳痿或前列腺肥大、女子因宫寒引起的月经不调或不孕症也有一定的疗效。

【备注事项】　大便溏烂、性机能亢进者不宜服用。

七、慢性肝炎

慢性肝炎是发生在肝脏的慢性炎症性病理改变，临床表现为轻度乏力、食欲不振、腹胀、肝区痛等，可伴肝肿大并有轻度触痛及叩击痛及脾肿大。后期可出现黄疸、蜘蛛痣、肝掌及明显痤疮，肝功能长期明显异常。男子可出现乳房发育或阴毛脱落、阳痿，女子则月经紊乱、停经等。

慢性肝炎属于壮医黄疸的范畴，治疗需清热毒、补咪叠（肝）、攻补兼施。

血藤桃仁炖甲鱼

【原料】　鸡血藤 30 克，桃仁 10 克，田基黄 15 克，甲鱼一只（约 750 克），生姜、葱、油、盐、酒各适量。

【烹调方法】　鸡血藤用水浸透后切片，桃仁洗净去杂质，田基黄洗净（这三味药用纱布包好）；甲鱼宰杀后去头、尾及内脏和爪；姜切片，葱切段。把甲鱼和鸡血藤、桃仁、田基黄同放入炖锅内，放入油、酒、盐、姜、葱，注入清水适量，炖锅置武火上将水烧沸，再用文火炖煮 60 分钟即成。

【食用方法】　吃肉饮汤，可分 1～2 天吃完。

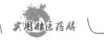

【功效】 补血活血，祛毒养肝。可供慢性肝炎患者调养。

【食物与药物性味分析】 鸡血藤是壮医常用的补血活血药物，兼补血与活血功效于一体；桃仁有助鸡血藤祛瘀毒之功；田基黄苦寒，搜除未尽之热毒、湿毒；配用甲鱼，性平，味甘，滋阴凉血，补益肝血，散结消痞。本膳适合慢性肝炎病人食用。

【备注事项】 本药膳偏于滋腻，食欲不佳、进食后腹胀难消者，慎用本方。

茯苓二仁绿豆粥

【原料】 茯苓 250 克，薏苡仁 250 克，酸枣仁 250 克，绿豆 250 克，粳米 100 克，糖适量。

【烹调方法】 前四味药晒干，研为细末，备用。粳米加水，按常法煮粥。粥成，加入备好的茯苓二仁绿豆末（每次 20 克），再煮片刻，加糖调味即可。

【食用方法】 温食，每日 1～2 次，服完药末为一个疗程。

【功效】 保咪叠（肝），除湿毒，调谷道。可用于患慢性肝炎肝功能长期不能正常者。

【食物与药物性味分析】 茯苓、薏苡仁是调理谷道的良药，且有一定的除湿毒作用；酸枣仁补阴安神，有益于肝功能的恢复；绿豆性寒，可清除剩余之热毒。上药制成药末，方便服食，可用于治疗慢性肝炎。

【备注事项】 本方性偏凉，若患者素体虚寒、手足怕冷、尿多色白，可改用其他药膳。

酸枣仁花生羹

【原料】 酸枣仁 50 克，花生仁 50 克，白糖适量。

【烹调方法】　酸枣仁洗净，与花生仁一起入锅，加水500克，文火煎一小时，加适量白糖即成。

【食用方法】　每日1剂，饮羹吃花生仁。

【功效】　补肝阴，补血。适用于急慢性肝炎转氨酶高、心烦不安者。

【食物与药物性味分析】　酸枣仁是安神、助眠的药物，也有补益肝血的作用；花生仁性甘，味平，有补咪胴（胃）、润肺化痰、滋养调气、降压、止血、降胆固醇的作用，是良好的护肝食品。两味同用，对慢性肝炎患者的康复有促进作用。

【备注事项】　本方性偏凉，若患者素体虚寒、手足怕冷、尿多色白，可改用其他药膳。

泥鳅粉

【原料】　活泥鳅2000克。

【烹调方法】　把活泥鳅放在清水中养一天，使其排净肠内废物，次日置烤箱内烘干或焙干，研末装瓶。

【食用方法】　每日3次，每次10克，温开水送服。15天为一个疗程。

【功效】　温补气血，解毒。适用于各种肝炎致肝功能长久不能恢复者。

【食物与药物性味分析】　肝炎久病不愈，耗损气血。以平补兼通龙路、调气之泥鳅疗之，可起到补血而不助邪的作用。

【备注事项】　本方偏温补，热毒较盛时不宜服食。

八、肝硬化

肝硬化是由肝炎、血吸虫、慢性酒精中毒等引起的慢性

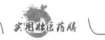

病，主要表现在肝实质细胞受到广泛破坏，发生变性、坏死与再生，出现纤维组织增生。由于瘢痕（结缔组织）的收缩，肝脏质地变硬，形成肝硬化。

肝硬化属于壮医的症瘕、蛊病范畴，治疗以化瘀血、益咪叠（肝）、祛湿毒、调水道为主。

茯苓蒸鲤鱼

【原料】　茯苓 25 克，鲤鱼一条（约 250 克），葱、姜、酒、油、盐各适量。

【烹调方法】　茯苓研为细末（可一次加工 10 天的用量）；鲤鱼去鳞、肠杂，洗净。将茯苓末抹于鱼腹内，加调料，同蒸至鱼肉熟烂即成。

【食用方法】　吃鱼，可常食。

【功效】　调谷道，保咪叠（肝），补气血。可用于慢性肝炎、肝硬化患者的调理。

【食物与药物性味分析】　茯苓具有调理谷道、祛除湿毒的作用；鲤鱼补益气血，且有一定的除湿毒的作用。故两者可用于肝硬化气血不足、湿毒未尽者的辅助治疗。

【备注事项】　本药膳偏于补益，热毒较盛时慎用。

莲藕汁炖鸡蛋

【原料】　莲藕 500 克，鸡蛋两个，油、盐适量。

【烹调方法】　莲藕洗净，捣烂，用纱布包好，榨出藕汁；鸡蛋去壳搅匀后加入藕汁拌匀，加少许调料，稍蒸熟即可。

【食用方法】　温食，可以常食。

【功效】　调龙路止血，化症块止痛。适用于肝硬化伴出血、右上腹疼痛者。

【食物与药物性味分析】　生莲藕性寒，有清热毒、止血的作用，止血而不滞血；配用鸡蛋，调补肝血，又缓和莲藕之药性。两者结合，适用于肝硬化伴出血者。

【备注事项】　壮医认为，莲藕功效偏散（削弱正气之意），因此，体弱者慎用。

二黄草根煨乳鸽

【原料】　黄精 25 克，黄花倒水莲 20 克，鸡骨草 15 克，榕树气根 15 克，乳鸽一只，盐、葱、姜、酒各适量。

【烹调方法】　乳鸽去毛弃肠洗净后，切成数块待用；药物洗净，放入锅内，加适量水煮沸，再用文火煎 20 分钟，去渣存汁。将乳鸽放入锅中，加盐、葱、姜、酒适量，煮酥即可。

【食用方法】　佐餐食用，可常食。

【功效】　补气补血，清热毒，除湿毒。可用于肝硬化气血亏损、毒邪未净者，症见腹部胀满（入暮较甚）、脘闷纳呆、神倦怯寒、肢冷或下肢浮肿、小便短少、面色苍黄、舌质淡紫、脉沉细而弦。

【食物与药物性味分析】　黄精、黄花倒水莲为壮医常用补益气血的药物，配上大补精血的乳鸽，对肝硬化气血亏损患者有一定的食疗作用；鸡骨草、榕树气根性寒味苦，能清除余毒。

【备注事项】　可视体虚程度以及余毒多寡而调整补药与清余毒药的分量。

排钱草炖猪脚

【原料】　排钱草 25 克，车前草 50 克，岗梅根 50 克，带蹄猪脚一副。

【烹调方法】　前三味药物洗净，用纱布包好；猪脚去毛，洗净，切块。共入锅，加水，炖煮三小时以上。滤取药液，保留猪脚。

【食用方法】 吃肉，饮汤，每日 1 次，宜空腹时服。

【功效】 化症块，通水道。可用于治疗肝硬化腹水，症见肚腹刺痛或隐痛、触及包块、小便不利、下肢水肿、身体虚弱、声低言轻、舌淡有瘀血斑、脉细不畅等。

【食物与药物性味分析】 排钱草、车前草、岗梅根均有祛瘀毒、消症块的功效，又能除湿毒、利水道；猪脚有一定的补益作用，缓和药性。诸药同用，对肝硬化伴腹水者有一定的食疗效果。

【备注事项】 本药膳药性缓和，可消腹水、软症块、护肝，需坚持服用一段时间后才渐见效果。

第三节 水道病药膳

壮医认为，水道大致相当于泌尿系统，是人体水液代谢的重要系统，其主要脏器为肾、膀胱。常见的水道疾病有尿路感染、肾炎、前列腺肥大等。

一、尿路感染

尿路感染是由细菌直接侵袭所引起的泌尿系统炎症，包括肾盂肾炎、尿道炎和膀胱炎等。临床以尿频、尿多、尿痛、腰痛等为主要症状。

尿路感染属壮医肉扭（淋证）的范畴，治疗以清热毒、除湿毒、调水道为主。

灯芯草苦瓜汤

【原料】 灯芯草 15 克，鲜苦瓜 250 克，油、盐适量。

【烹调方法】 苦瓜去瓤、核，切片，与灯芯草一起，加水煎 20 分钟，加入油、盐调味即可。

【食用方法】 饮汤，吃苦瓜。

【功效】 清热毒，除湿毒，利水道，可治尿路感染。

【食物与药物性味分析】 灯芯草性寒，味甘淡，是壮医常用的清利尿道的药物；苦瓜性寒味苦，清热毒。两味同用，对尿路感染有一定的调理作用。

【备注事项】 本药膳对口腔溃疡、口臭等病症也有一定的疗效。

丝瓜栀子汤

【原料】 丝瓜 250 克，栀子果实 15 克，甘草 5 克，油、盐适量。

【烹调方法】 丝瓜去皮，切块；栀子果、甘草装入纱袋。共加水煎汤，用油、盐调味即可。

【食用方法】 喝汤吃瓜，每天 2 次。

【功效】 清热毒，除湿毒，利水道，辅助治疗尿路感染。

【食物与药物性味分析】 栀子果实性寒，味苦，清热利尿，凉血解毒；甘草性平，味甘，补脾益气，清热解毒，缓急止痛，调和诸药；丝瓜性寒，味甘，清热毒。三味同用，对尿路感染有一定的调理作用。

【备注事项】 本药膳对皮肤疮疡、肝炎等病症也有一定的疗效。

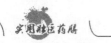
三鲜汁

【原料】 鲜甘蔗 500 克，嫩藕 500 克，鲜绿豆芽 500 克，白糖适量。

【烹调方法】 鲜甘蔗去皮切碎，榨汁；嫩藕去节切碎，榨汁；鲜绿豆芽榨汁。三汁混合，加白糖调味即成。

【食用方法】 频代茶饮，不拘量。

【功效】 清热毒，止口渴，通水道。对因尿路感染引起的尿频、口干口渴等症有效。

【食物与药物性味分析】 鲜甘蔗、嫩藕、鲜绿豆芽均为甘凉生阴的食物，有一定的清热毒、通水道的作用，故可控制尿路感染症状，起到辅助治疗的作用。

【备注事项】 本药膳对热病口渴、中暑等病症也有良好的食疗作用。

二、慢性肾炎

慢性肾炎多由急性肾炎转变而来，病程持续一年以上。轻者无明显症状，多数患者有血尿、浮肿、高血压、全身乏力、纳差、腹胀、贫血等表现。

慢性肾炎属壮医笨浮（水肿）范畴，治疗以通水道、补咪腰（肾）为主。

山药固精粥

【原料】 山药 30 克，薏苡仁 30 克，桑葚 30 克，金樱子 15 克，玉米粉 100 克。

【烹调方法】 前四味药加水煎煮 30 分钟，滤取药液；玉米粉加适量水，调成糊状。另取锅，加入药液及适量清水，武火烧沸，慢慢倒入玉米粉糊，边倒边搅拌，待玉米糊变色，再煮片刻即成。

【食用方法】 可做正餐，温服。

【功效】 补咪腰（肾），固肾精。治疗慢性肾炎，症见尿蛋白持续不消、倦怠乏力、腰膝酸软、手足心热、口干纳少、下肢肿胀、尿少便溏、舌质红、脉沉细等。

【食物与药物性味分析】 山药性平，味甘，补肾气；薏苡仁性凉，味甘淡，调谷道，除湿毒，利水道，补肺、脾、肾；桑葚甘凉，补肾阴，益精血；金樱子性平，味酸涩，有固精、缩尿、养肾的作用；玉米性平，味甘，善补阴液。诸味配合，经常食用，对肾功能的恢复有一定的功效。

【备注事项】 本药膳对糖尿病多饮、多食、多尿等症也有较好的食疗作用。不爱吃玉米糊者，可改用粳米煮粥。

冬瓜鲤鱼汤

【原料】 冬瓜 500 克，鲤鱼一尾（约 500 克），砂仁 10 克，补骨脂 10 克，油、盐适量。

【烹调方法】 鲤鱼去肠杂，将砂仁、补骨脂用纱布袋包好塞入鱼肚内。冬瓜洗净切块，与鲤鱼同放入锅中，加油、盐及水煮汤。

【食用方法】 饮汤，吃鱼肉及冬瓜，可以常食。

【功效】 通利水道，调气消肿。可用于辅助治疗慢性肾炎，症见浮肿较甚、腰膝冷痛、大便溏泻、形寒肢冷、腹胀尿少、舌淡、苔白、脉沉细等。

【食物与药物性味分析】 鲤鱼性平，味甘，有补益气血、利水消肿的作用；冬瓜能增强鲤鱼的利水作用；补骨脂性温，味辛，有补肾气、通水道的作用；砂仁辛温，可调气机、利水道。诸物配伍，可治慢性肾炎，对水肿甚者尤宜。

【备注事项】　本药膳对肝硬化腹水较甚者也有一定的食疗作用。

莲草枸杞粥

【原料】　旱莲草 30 克，枸杞子 25 克，红枣 15 克，粳米 100 克。

【烹调方法】　旱莲草洗净，加水适量，煎取药液两碗。枸杞子、红枣（去核）、粳米共放入锅，加入药液和适量清水，按常法煮粥。

【食用方法】　温食，分 2～3 次吃完。

【功效】　补阴精，止尿血。可用于慢性肾炎患者，症见尿血明显、腰膝酸痛、头晕耳鸣、视物模糊、口干咽燥、手足心热、大便干结、舌红、少苔、脉沉细等。

【食物与药物性味分析】　枸杞子有补虚益精、滋补肝肾的功效；旱莲草为壮医补阴、止血的良药；辅以红枣及粳米，可养血益精。常食此粥，可帮助慢性肾炎患者康复。

【备注事项】　本药膳对肺结核咯血、便血等出血性病症也有一定的食疗效果。

玉米须梅炭汤

【原料】　玉米须 50 克，乌梅炭 5 克（研为细末）。

【烹调方法】　玉米须加水适量，煎 30 分钟，滤取药液。

【食用方法】　用药液送服乌梅炭末。每日 1 剂，30 日为一疗程。

【功效】　通水道，固肾精。可用于慢性肾炎水肿、尿蛋白长期不消、体质虚弱者。

【食物与药物性味分析】　玉米须性平，味甘淡，是壮医常用的清利尿道的药物；乌梅炭酸涩固精。两者配合，既利水道，又固阴精，可用于慢性肾炎久病不愈者。

【备注事项】 本药膳对糖尿病多饮、多食、多尿等症也有一定的疗效。

胡椒鸡蛋

【原料】 白胡椒7粒，鲜鸡蛋一个。

【烹调方法】 在鸡蛋壳上钻一小孔，把白胡椒装入鸡蛋内，用面粉封孔，外面以湿纸包裹，放蒸笼内蒸熟即可。

【食用方法】 剥去蛋壳，将鸡蛋胡椒一起吃下。成人每日两个，小儿每日一个，10天为一个疗程。一疗程结束，停服3天后，再服第二个疗程。

【功效】 散寒毒，补气血。适用于慢性肾炎，症见阳气虚弱、精血亏虚、肢冷肤凉、怕冷怕风、尿蛋白久不消除者。

【食物与药物性味分析】 胡椒有散寒毒的功效，配合鸡蛋，有一定的补阳作用，故可用于慢性肾炎阳气大虚、寒毒内盛者。

【备注事项】 本方偏热，热毒盛、口干口臭、舌红、苔黄腻者，不宜用本药膳。

腥草白皮粥

【原料】 鱼腥草50克，桑白皮25克，车前草50克，粳米100克，油、盐适量。

【烹调方法】 前三味药加水煎30分钟，滤取药液。用药液和适量清水与粳米一起按常法煮粥。粥成，调入适量油、盐即可。

【食用方法】 分餐温食，每日1剂。

【功效】 清热毒，通水道。可用于慢性肾炎水肿较甚、舌红、苔黄腻者。

【食物与药物性味分析】　鱼腥草、桑白皮、车前草均为壮医常用的清热毒、通水道、消水肿的良药，配合制成药粥，方便服食。

【备注事项】　本方偏寒，体弱气血亏损较甚者慎用。

茅根饭豆汤

【原料】　白茅根 250 克，饭豆 100 克，油、盐适量。

【烹调方法】　茅根加适量水，煎煮 30 分钟，滤去药渣。以药液加饭豆共煮汤，豆烂稍加油、盐调味即可。

【食用方法】　吃豆饮汤，可做正餐食用。

【功效】　通水道，补气血。适用于慢性肾炎水肿较甚、面色不华、纳食减少、头晕眼花者。

【食物与药物性味分析】　白茅根甘寒，通利水道，是壮医治疗水道疾病的良药；饭豆甘平，有补益气血的作用。两者配合，适用于辅助治疗各类肾炎水肿。

【备注事项】　本方主要用于消除慢性肾炎患者的水肿症状，同时补益气血。若无水肿，可做日常滋补品食用。

三、前列腺肥大

前列腺肥大是 50 岁以上男子的常见泌尿道疾病，由前列腺组织的良性增生引起，主要症状表现为小便频数、排尿费力、会阴部胀痛，甚至尿失禁、尿不出等。

前列腺肥大属壮医肉卡（癃闭）范畴，治疗以补益肾气、通调水道为主。

土人参蚂蚁精

【原料】　土人参 250 克，黄花倒水莲 250 克，黑蚂蚁粉

500 克，白糖 500 克。

【烹调方法】 将土人参、黄花倒水莲用水泡透煎煮，每 30 分钟取药液一次，共煎取三次。合并药液，慢火熬至黏稠，放冷后加入黑蚂蚁粉、白糖搅匀，晒干压碎，装瓷罐内备用。

【食用方法】 每次 10 克，沸水冲化服，每日 2 次，常服。

【功效】 补气血，益肾精，通水道。可用于前列腺肥大，症见排尿费力甚至尿点滴而出、头晕眼花、腰膝酸软、舌淡、脉沉细无力者。

【食物与药物性味分析】 土人参、黄花倒水莲是壮医常用的补气药物，有助于提高机体对水液的调控能力；黑蚂蚁为大补肾精的食物。三味配用，调补气血阴精，对控制老年人前列腺肥大有一定的作用。

【备注事项】 方中白糖也可用面粉或玉米粉1500克代替，制成蚂蚁药饼。经常服食，有提高免疫力、延缓病情发展的作用。

肉桂车前粥

【原料】 肉桂 10 克，车前子 30 克，小茴香 5 克，粳米 100 克，红糖 15 克。

【烹调方法】 肉桂、车前子、小茴香加水煎煮 30 分钟，去渣取汁，后加入粳米，按常法煮粥。粥熟后加入红糖调味即可。

【食用方法】 温食，宜空腹食用。

【功效】 补肾阳，通水道。可用于老年前列腺肥大患者，症见排尿困难甚至尿闭不出、小腹胀痛、面色苍白、肢体冰冷、夜尿频多、舌淡、苔白润、脉沉迟无力等。

【食物与药物性味分析】 肉桂性热，味甘，能补肾阳、散寒毒；车前子辛寒，有通利水道的功效；小茴香辛温，有调气机、助水道通行的作用。三味配合，可用于治疗老年人阳气不足、水道不行、气机不利引起的肉卡（癃闭）、排尿障碍。

【备注事项】　水道感受热毒而口淡纳差、怕风畏寒、尿黄、脉数无力、舌苔黄腻、寒热夹杂者，可酌加黄檗、知母以清热毒、除湿毒。

第四节　龙路病药膳

龙路（又称为血脉、龙脉）是内脏骨肉输送营养，维持人体天、地、人三气同步及身体机能正常的封闭式通道。龙路有干线和网络遍布全身，循环往复。若过食辛辣、厚味之品，湿毒、热毒内生，熏灼龙路，引起龙脉损伤或龙脉功能异常，可导致各种出血性疾病、高血压病、中风后半身不遂等病症。

一、出血性病症

临床常见的出血性病症多是各个疾病的伴随表现或并发症，如咯血、皮下出血、消化道出血、尿血、大便出血等。对于急性大出血，需要西医、壮医结合抢救。对于小量、慢性出血，用壮药或壮医药膳来调理，效果较好。

出血性病症属于壮医渗裂（血证、脉漏）的范畴，是由于外感热毒、火毒、湿毒，邪毒侵入体内后，引起龙路功能障碍，或过食辛辣厚味、嗜酒过度、热毒内生，或先天不足、劳倦太过、身体虚弱，使龙路及其网络功能失调，勒（血）不循常道而溢于脉外，表现为各种不同部位出血的疾患。治疗宜针对病因，对因治疗兼顾止血。

功劳木生地红枣茶

【原料】 功劳木 15 克，生地 20 克，红枣 10 颗，绿茶适量。

【烹调方法】 功劳木、生地、红枣洗净，加水适量，武火煎沸后改文火煎 20 分钟。滤去药渣，取汁，复置火上烧开。用时泡茶叶少许，茶宜淡。

【食用方法】 随时饮用，每日 1 剂。连服 10 天为一个疗程。

【功效】 清热毒，止血，补血。适用于龙路感受热毒而血热妄行者，症见皮肤出血（紫癜）、鼻衄、尿血、咯血等。

【食物与药物性味分析】 功劳木性寒，味苦，清热毒，止血；生地兼补血和清热毒两种功效；红枣补益被损耗的气血。诸药合用，制成药茶，可辅助治疗热毒偏盛者的各种出血性疾病。

【备注事项】 本方偏寒，体质虚弱、阳气不足的出血性疾病患者不宜用本药膳。

五鲜茅根饮

【原料】 生荸荠 500 克，鲜藕 1000 克，生甘蔗 500 克，生梨 500 克，鲜生地 120 克，茅根 100 克。

【烹调方法】 荸荠洗净泥沙，去皮，切碎；藕洗净，切为碎丁；甘蔗去节，切碎；梨削去外皮，剖开去其核，切成小块；生地泡水，浸透后切成小块。将上述五味药共入榨汁机中榨汁。若无榨汁机，亦可用多层干净纱布包之，压榨取汁。茅根加水适量，煎取浓液，与五鲜药汁混合，储于净瓶中，再放入冰箱中保存。

【食用方法】 每次服 20～50 毫升，每天 5～6 次。

【功效】 养阴液，解热毒，止出血。用于辅助治疗各种出血性疾病，症见阴液不足、火毒内盛、口干烦渴、尿少、苔黄、脉细数等。

【食物与药物性味分析】 五鲜汁大补阴液；茅根长于清热毒，并引热毒从水道而下。本药膳对阴液受伤、慢性出血的病症有较好的辅助治疗作用。

【备注事项】 本方偏寒，体质虚弱、阳气不足的出血性疾病患者不适用本药膳。

花生猪骨汤

【原料】 花生仁（带衣）50 克，猪大腿骨 500 克，盐、酒、姜适量。

【烹调方法】 花生一半炒香，一半生用，与砍好的猪骨一起，加盐、酒、姜适量，按常法炖汤。

【食用方法】 佐餐食用，分 2～3 次吃完。

【功效】 补血、止血。可用于辅助治疗凝血功能障碍引起的出血，如皮下出血、鼻衄、血友病等。

【食物与药物性味分析】 花生能补血止血，主要是花生外皮红衣的功劳。壮医认为，龙路之中的血液，要靠气来固摄，因此，气虚的人就容易出血。花生红衣补气固脱，所以能达到养血止血的作用。猪骨中所含的骨髓具有直接的补血生血作用。两者相伍，对各种出血及出血引起的贫血、再生障碍性贫血等疾病有一定的食疗效果。

【备注事项】 本方偏温，不宜用于非阳盛体质或感受热毒引起的出血性病症。

水牛角豆腐汤

【原料】 水牛角 50 克，豆腐 500 克，生姜、油、盐适量。

【烹调方法】 水牛角削成薄片或磨为粉末待用；豆腐切为寸方块。取砂锅，将水牛角片（或粉）、姜放入，注入适量水，武火煮沸，再用文火煎一小时，加入豆腐块，再炖约一刻钟，可加少量油、盐调味。

【食用方法】 吃豆腐，喝汤。

【功效】 解热毒，止出血。用于治疗各种出血性疾病，症见热毒内盛、迫血妄行、口干烦渴、发热头痛、尿黄便秘、舌红、苔黄、脉数有力等。

【食物与药物性味分析】 水牛角性寒，味甘，是壮医常用的清血中热毒的良药，热毒既去，出血自减少而渐止。辅用性凉之豆腐一起制成药膳，方便食用，增强效果。

【备注事项】 本方偏寒，体质虚弱、阳气不足的出血性疾病患者不宜用本药膳。

羊骨糯米粥

【原料】 羊胫骨 300 克，红枣 15 颗，糯米 50 克，红糖 25 克。

【烹调方法】 将羊胫骨洗净，砸碎其管骨；红枣剖开去核；糯米淘洗干净。取砂锅，注入适量水，放入羊胫骨，大火煮开，改小火熬一小时余。去羊骨不用，将红枣、糯米加入汤中，炖煮至烂熟为粥，加红糖调味即可。喜吃咸的，可换油、盐调味。

【食用方法】 食粥，做主食用，早晚分服。

【功效】 大补精血，补气止血。适用于机体虚衰或气虚所致的各种出血性疾病，如紫癜、鼻衄、牙衄、便血等。

【食物与药物性味分析】 羊胫骨为血肉有情之食物，具有大补精血、生新固血的作用；红枣、红糖也有较好的补血功效；糯米则以补气为主。诸物配合，气血双补，精血互生，可用于久病血证机体虚衰者。

【备注事项】 本方偏温，阳盛体质或感受热毒引起的出血性疾病患者不宜用本药膳。

二、高血压病

高血压病是指排除其他疾病引起的症状性高血压，是收缩压或舒张压升高的一组临床症候群。高血压病本身一般不会致命，但其并发症，如脑卒中、肾动脉硬化、尿毒症、心绞痛、心肌梗死等，却是临床常见的危重病症。

高血压病，壮医称为血压嗓，是情志失调、饮食不节、劳役过度、禀赋不足与体质偏盛偏衰等因素，导致人体脏腑阴阳平衡失调、气滞血瘀、升降失常、风火内生、痰瘀交阻所发的病。治疗宜针对病因，对因治疗，兼降血压。

醋制花生仁

【原料】 干花生仁 500 克，陈醋适量。

【烹调方法】 将花生仁浸泡于陈醋中，15 日后食用。

【食用方法】 每天早上空腹食 10～15 粒。

【功效】 祛瘀毒，降血压。可用于高血压病的辅助调理。

【食物与药物性味分析】 陈醋具有祛瘀毒、通龙脉的作用，浸泡过花生仁后，其耗损气血之性得以缓和。

【备注事项】 坚持服用一两个月方渐渐起效。用大蒜替代花生仁也有同样的效果。本方也可用于冠心病的调养。

三七决明茶

【原料】 三七 2 克，决明子 15 克，蜂蜜适量。

【烹调方法】 三七研末（可一次加工一个月的用量）；决

明子炒香。将决明子倒入茶杯内，冲入适量沸水。5 分钟后，倒出药茶，冲入三七末和蜂蜜即成。泡过的决明子可继续冲泡饮服，至色淡为止。

【食用方法】 温服，每日 1 剂。

【功效】 通调龙路，除湿毒，降血脂。可用于治疗高血压病，症见瘀血内阻、胸部隐痛、大便秘结等。

【食物与药物性味分析】 三七具有良好的通龙路、祛瘀毒的作用，可从根本上软化血管、降低血压；决明子具有清热毒、润谷道的作用，可防治便秘。

【备注事项】 本方对冠心病也有较好的食疗效果。

三七牛膝蒸鸡

【原料】 三七 5 克，牛膝 10 克，枸杞子 10 克，母鸡一只，料酒、精盐、味精、胡椒粉、姜片、葱白适量。

【烹调方法】 母鸡宰杀后，去毛、内脏、爪尖，洗净，放入沸水锅内焯一下捞出滴水；三七用水浸软切成薄片。将三七片、枸杞子、牛膝、姜片、葱白塞入鸡腹内，把鸡放入炖盅内，加入适量料酒、精盐、味精及水，封好口，入蒸笼内蒸两小时，出笼撒上胡椒粉即成。

【食用方法】 佐餐服食，可常食。

【功效】 通调龙路，补益肝肾。可用于治疗高血压病，症见肝肾虚损、头晕眼花、耳鸣腰酸等。

【食物与药物性味分析】 三七通调龙路，散瘀血；枸杞子、牛膝为补益肝肾的良药；鸡肉为血肉有情之品，大补气血。诸物配合，可用于高血压病伴肝肾受损者的调养。

【备注事项】 本方偏于滋补，热毒内盛者不宜用本药膳。

菊花粥

【原料】　菊花 15 克，粳米 100 克。

【烹调方法】　菊花摘去蒂，上蒸笼蒸后，取出晒干或阴干，然后磨成细末，备用（可一次加工一个星期或一个月的用量）。粳米淘净放入锅内，加清水适量，用武火烧沸后，转用文火煮至半熟，再加菊花细末，继续用文火煮至米烂成粥。

【食用方法】　分次温食，可以常食。

【功效】　清热毒，降血压。可用于高血压病热毒内盛者，症见血压增高、头晕头痛、面红目赤、烦躁易怒、口干口苦、溲黄便秘、舌红、苔黄、脉弦的辅助治疗。

【食物与药物性味分析】　菊花具有清热毒、降血压的功效，是壮医控制高血压病内热较盛患者的常用药。

【备注事项】　本方性寒，体质虚弱者慎服。

天麻炖鸡

【原料】　母鸡一只（约1500克），天麻 15 克，水发冬菇 50 克，鸡汤 500 克，调料适量。

【烹调方法】　天麻洗净切片，放入碗中，上笼蒸 10 分钟取出；鸡去骨切成小块，用油滑一下，捞出；葱、姜用油煸出味，加入鸡汤和调料，倒入鸡块、水发冬菇，用文火焖 40 分钟，加入天麻片，再焖 5 分钟，勾芡，淋上鸡油即可。

【食用方法】　佐餐或单食均可。

【功效】　清热毒，止头痛，降血压。可治疗热毒内盛的高血压病，症见头痛耳鸣、目赤眩晕、尿黄便秘、脉弦有力等。

【食物与药物性味分析】　天麻是治疗内热壅盛、血压升高、头痛眩晕的良药；配用鸡肉和香菇，可缓和其药性，去邪而不伤正。

【备注事项】 本药膳偏于滋腻，食欲差或血脂较高者慎用。

夏枯草煲瘦肉

【原料】 夏枯草 20 克，桑葚 20 克，牡蛎 20 克，瘦猪肉 150 克，酱油、盐、糖等适量。

【烹调方法】 夏枯草及牡蛎煎取药汁；猪肉洗净，切块。将药汁与猪肉倒入锅中，用文火煲汤，至肉七成熟时，加入桑葚和酱油、盐、糖等调料，继续煮至肉烂熟，汁液收浓即成。

【食用方法】 佐膳食用，吃肉及桑葚。

【功效】 清热毒，补阴精，降血压。可用于高血压病阴精亏损、热毒内生者，症见头晕头痛、耳鸣眼花、失眠多梦、腰膝酸软、五心烦热、舌红、苔少、脉弦细数或脉沉细数等。

【食物与药物性味分析】 夏枯草、牡蛎具有清热毒、软化血管的作用；桑葚甘凉，为补益阴精的佳品。诸物配合，对阴虚有热的高血压病有较好的食疗作用。

【备注事项】 本方偏于寒凉，阳气不足者慎服。

三、慢性低血压

血压收缩压低于 90 毫米汞柱，称之为低血压。低血压有急慢性之分：急性低血压主要表现为昏厥与休克；慢性低血压临床上较为常见，多见于妇女及中老年人。

低血压病人病情轻微的，可有头晕、头痛、食欲不振、疲劳等症状，严重时会出现直立性眩晕、四肢发冷、心悸、呼吸困难等。长期低血压会使机体功能大大下降，主要危害包括视力和听力下降，诱发或加重老年性痴呆，头晕、昏厥、跌倒、骨折等发生几率大大增加。

低血压患者如无任何症状，无须药物治疗。主要治疗方法为积极参加体育锻炼，改善体质，增加营养，多喝水，多饮汤，每日食盐量略多于常人。壮医药膳疗法效果较好，易于被患者接受。

人参莲子汤

【原料】　人参10克（红参为好），莲子10颗，冰糖30克。

【烹调方法】　人参、莲子（去心）放入碗内，加洁净水适量发泡，再加入冰糖，将碗置于蒸锅内，隔水蒸一小时。

【食用方法】　喝汤，吃莲子、人参。

【功效】　补阳气，安心神。适用于慢性低血压患者，症见头晕无力、失眠健忘等。

【食物与药物性味分析】　人参甘温，大补阳气；莲子甘平，补阴安神。配合为伍，对慢性低血压有较好的调养功效。

【备注事项】　感冒、身体偏热者不宜服用本方。

红枣参须糯米粥

【原料】　红枣25克，红参须10克，山药25克，糯米100克，糖或油、盐适量。

【烹调方法】　以上诸物加水适量，按常法煮成粥，加红糖或油、盐调味即可。

【食用方法】　分2～3次食用。

【功效】　补气虚，补血虚。适用于低血压伴有贫血者。

【食物与药物性味分析】　红枣历来是壮医用来调养贫血患者的良药；红参须、山药有补气的功能。制成糯米粥，方便服食。

【备注事项】　感冒、身体偏热者不宜服用本方。

壮阳狗肉汤

【原料】　狗肉 250 克，附子 15 克，菟丝子 10 克，食盐、味精、生姜、葱、料酒各适量。

【烹调方法】　狗肉洗净，整块放入开水锅内余透，再放入凉水，洗净血沫后捞出，切成 3 厘米见方的块；姜、葱切好备用。将狗肉放入锅内，同姜片煸炒，加入料酒，再将狗肉、姜片一起倒入砂锅内；同时，将菟丝子、附子用纱布装好扎紧，与食盐、葱一起放入砂锅，加清汤适量，用大火烧开，文火煨炖，煮至肉熟烂，加入少量味精即可。

【食用方法】　吃肉喝汤，佐餐食用。

【功效】　补阳气，升血压。适用于患低血压的中老年人，症见四肢厥冷、早泄阳痿、夜尿多。

【食物与药物性味分析】　狗肉历来就是补肾壮阳之物，民间自古就有"吃了狗肉暖烘烘，不用棉被可过冬"的说法；配合附子、菟丝子，加强其补阳的功效，故对阳气不足的低血压有良好的治疗效果。

【备注事项】　感冒、身体偏热者不宜服用本方。

四、血黏度高

血液黏稠度高并不是一个病名，而是化验检查的一个结果。患者可以没有不适感觉，但大部分会出现短暂的头晕眼花或发困嗜睡、四肢无力等症状。血液黏稠，血流速度减慢，可影响人体重要器官的血液供应，引发供血不足。对此，除了适当服药、加强锻炼，调节饮食也是非常重要的。

研究表明，有的食物具有稀释血液的功能。黑木耳、洋葱、柿子椒、香菇、草莓、菠萝、柠檬等可以抑制血小板聚

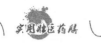

集，防止血栓形成；西红柿、红葡萄、橘子、生姜等具有类似阿司匹林的抗凝作用；香芹、胡萝卜、魔芋、山楂、紫菜、海带、玉米、芝麻等也有降脂作用。

血黏度高的患者日常饮食宜清淡，少吃高脂肪、高糖食品，多吃些鱼类、新鲜蔬菜和瓜果、豆类及豆制品等可以起到稀释血液作用的食品。

此外，可服食以下壮医药膳。

红薯鱼肉饼

【原料】　红薯 250 克，鱼肉 100 克，玉米粉 100 克，姜、葱、油适量。

【烹调方法】　红薯洗净后蒸熟，去皮，压成泥状，加入玉米粉及适量清水揉成面团；鱼肉剁成细茸，加酱油调匀。锅中加植物油 30 克，烧热后下姜粒、葱花炒香，再下鱼肉略炒，做成馅。将鱼肉馅压入红薯泥玉米粉面团中，压成饼，上笼蒸熟即成。

【食用方法】　做主食吃，常食。

【功效】　降血脂，通大便。对高脂血症、血黏度高伴便秘者最为适宜。

【食物与药物性味分析】　红薯、鱼肉、玉米粉皆为低脂食物，常食可降脂、降血黏。

【备注事项】　红薯有反酸作用，因此有胃病的患者可改用其他食疗方。

冬瓜海带汤

【原料】　冬瓜 200 克，海带 50 克，米醋适量。

【烹调方法】　冬瓜洗净去瓤籽，连皮切成块；海带先蒸半小时，用少许苏打粉搓揉，放入清水中泡两小时，捞起切成丝。将冬瓜块与海带丝煮成汤，起锅后加少许米醋即可。

【食用方法】　佐餐食用，吃冬瓜、海带，喝汤。

【功效】　清热毒，补阴液，降血黏。可用于高血黏自感体内有热、口干咽燥、尿黄便秘、舌红、少苔、脉细数者。

【食物与药物性味分析】　冬瓜补阴液兼清热毒；海带咸凉，有软化血管、降低血脂的作用。两味配合而用，对高血黏者有调养作用。

【备注事项】　体质虚寒者慎服本药膳。

五、冠心病

冠心病是冠状动脉粥样硬化性心脏病的简称，是冠状动脉粥样硬化使管腔发生堵塞以及冠状动脉功能性的改变，导致心肌缺血、缺氧而引起的心脏病，亦称缺血性心脏病。临床以心绞痛、心律失常、心肌梗死为主要表现。

除了必要的药物治疗、运动防治，运用壮医药膳疏通龙脉、调气止痛也是理想的防治措施。

蜜饯山楂

【原料】　生山楂 500 克，蜂蜜 250 克。

【烹调方法】　山楂洗净，去果柄、果核，放入锅内，加水适量，煎煮至七成熟烂、水将耗干时加入蜂蜜，再以小火煮熟透，收汁即可。待冷，放入瓶罐中贮存备用。

【食用方法】　每日 3 次，每次 20～30 克，当零食吃。

【功效】　调龙路，祛瘀毒，止心痛。可辅助治疗冠心病心绞痛以及食肉不消、腹泻酸腐等。

【食物与药物性味分析】　山楂不但是消食良药，还有降脂、通龙路的作用，故对冠心病患者有保养作用。

【备注事项】　山楂有耗损气血的作用，故体质虚弱、气血不足者慎服。

玉米粉豆浆粥

【原料】　豆浆汁 150 克，玉米粉、粳米各适量。

【烹调方法】　玉米粉加豆浆汁调和成糊状备用。粳米加水，按常法煮粥。粥将成时，放入玉米豆浆糊搅匀，再煮片刻即成。

【食用方法】　当正餐温服。

【功效】　调龙路，降脂，降压。对动脉硬化、冠心病、心肌梗死及血液循环障碍有一定的治疗作用，高脂血症病人常服也有效。

【食物与药物性味分析】　玉米、豆浆均为低热量、调理龙路、降脂降压的食物。

【备注事项】　体质虚弱者酌减用量。

薤白三七粥

【原料】　薤白 10 克，三七粉 2 克，粳米 100 克。

【烹调方法】　薤白切细，备用；三七研末，备用。粳米加水适量，按常法煮粥。粥将成时，调入薤白、三七末，再煮片刻即成。

【食用方法】　温服，分 2～3 次吃完。

【功效】　通调龙路，调气止痛。可用于冠心病患者心绞痛缓解期的调养。

【食物与药物性味分析】　薤白是调龙路、止心痛的良药；三七粉也具有通龙路、止疼痛的作用。二者配合，制成药粥，缓和疼痛，调理龙路，对冠心病有防治作用。

【备注事项】　体质虚弱者酌减用量。

山楂荷叶茶

【原料】　山楂 15 克，荷叶 15 克，绿茶 3 克。

【烹调方法】　将山楂、荷叶煎水，用水煎液泡绿茶。

【食用方法】　代茶饮，不拘时。

【功效】　通调龙路，消导通滞。适用于冠心病兼有高脂血症、便秘患者。

【食物与药物性味分析】　山楂具有通调龙路、降脂、降压的作用；荷叶清香开胃，调理谷道，祛湿毒。两药配用茶叶，共奏通龙路、调谷道之效，对冠心病患者有较好的调理作用。

【备注事项】　体质虚弱者酌减用量。

六、中风后半身不遂

脑中风（包括脑出血、脑梗死、脑栓塞、脑血栓形成等）后遗症，壮医称为麻邦（中风、风邦）。中风是由于饮食不当、嗜酒过度，热毒、火毒、湿毒内生，脏腑功能失调，体内阴盛阳衰、阳盛阴衰、阴盛阳盛，三道两路不通，三气不能同步，气血逆乱，血冲巧坞（大脑），巧坞功能失调所致，以突然昏仆、偏瘫（半身不遂）、神志不清、口眼歪斜为主要表现。

中风急性期过后，患者常常遗留有半身不遂、言语不利、口眼歪斜等表现。治疗宜通龙路、火路，调理气机，调整巧坞，恢复机体功能。

三七蒸鸡

【原料】　仔母鸡胸脯肉 250 克（切片），三七粉 5 克，冰糖 25 克。

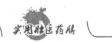

【烹调方法】 将三七粉、冰糖与鸡肉片拌匀，隔水密闭蒸熟即可。

【食用方法】 分次食用。

【功效】 调龙路，益气血。适用于中风后半身不遂，或兼见口眼歪斜、语言不利且面色无华、气短乏力、舌质暗淡且有瘀点者。

【食物与药物性味分析】 三七为调龙路、化瘀止血的常用壮药；鸡肉有补益气血的功能。两者配合，有调龙路、补气血、助康复的作用。

【备注事项】 服药膳期间，仍需配合其他医疗措施。

归参炖母鸡

【原料】 母鸡一只（约1500克），当归尾25克，人参（生晒参）5克，调料适量。

【烹调方法】 母鸡宰杀后去毛与内脏，洗净备用；当归尾洗净，人参洗净。将两药放入鸡腹内，然后把母鸡放在砂锅中，加入葱、姜、料酒等，加入适量水，武火煮沸后改用文火煨炖，至鸡肉炖熟脱骨。

【食用方法】 吃鸡肉，饮汤。

【功效】 补气血，调龙路，祛瘀毒。适宜中风后半身不遂、气短乏力、面色无华、舌体胖且边有瘀点的患者食用。

【食物与药物性味分析】 当归甘温，为补血圣药，当归尾的活血作用比当归头、身稍强；人参补气养血；鸡肉补中益气。三者合用炖食，对中风后气血不足者有较好的调养作用。

【备注事项】 感冒、体内有热者，暂停服食本药膳。

天麻猪脑羹

【原料】 天麻10克，猪脑一个（约200克），油、盐、姜等调料适量。

【烹调方法】　天麻切碎，与猪脑一起放入砂锅内，加适量清水，文火炖一小时左右，加入调料即可。

【食用方法】　取汤及猪脑食用，每日或隔日1次。

【功效】　清热毒，补巧坞（大脑），用于中风后半身不遂、口眼歪斜、语言不利、头晕头痛、面赤耳鸣、舌红、苔黄、脉弦有力者。

【食物与药物性味分析】　天麻为清理巧坞（大脑）内热毒的良药；猪脑具有补骨髓、益虚劳作用。二者合用，有益于中风患者的康复。

【备注事项】　感冒期间暂停服用本方。

养叠（肝）舒筋汤

【原料】　女贞子15克，枸杞子15克，菟丝子10克，车前子10克，白菊花5克，猪脚250克，调料适量。

【烹调方法】　前五味药用纱布包好，与猪脚一起放入锅，加水适量，武火烧沸后改用文火慢炖一小时。去药包，加入姜、酒、盐调味即可。

【食用方法】　吃肉饮汤，每日1剂，连服30日为一个疗程。

【功效】　养阴血，清热毒，祛风毒，舒筋骨。可用于中风后半身不遂兼见患侧肢体僵硬拘挛变形、肌肉萎缩、腰膝酸软、头晕耳鸣、舌红、苔少、脉细数者。

【食物与药物性味分析】　女贞子、枸杞子、菟丝子为壮医常用的补益阴血的药物；车前子、白菊花清除剩余之热毒；猪脚可缓和药性，又起引药入肢体的作用。

【备注事项】　服药期间，要加强肢体功能恢复性锻炼，如按摩、被动性活动、药物熏洗等，以加快康复进程。

第五节　火路病药膳

壮医认为，火路是机体的传感系统，其中枢在巧坞（大脑）。火路在人体内有干线和网络遍布全身，故人体能在极短时间内感受外界的各种信息和刺激，并经中枢巧坞（大脑）的处理，迅速做出反应，以适应外界的各种变化，实现三气同步的生理平衡。若外邪侵入，或体虚气弱、气行不畅、阻滞火路，即可产生邦印（痛证）或感觉失常等病症。

一、痛证

痛证，指各种以疼痛为主要表现的症候群，如头痛、腰痛、胸痛、关节痛等。

痛证属于壮医邦印（痛证）的范畴，因风毒、寒毒、湿毒、热毒等邪毒入侵，停滞于脏腑骨肉之间，或劳累过度、身体虚弱、气血不足、气行不畅，导致龙路、火路运行受阻，三气不能同步而发病。由于火路、龙路受阻的部位不同，其所发生的症状亦有区别：阻于巧坞（大脑）网络为头痛，阻于胸部为胸痛，阻于胁部为胁痛，阻于腰部为腰痛，阻于下肢为下肢疼痛。

治疗以调火路、祛毒邪、止疼痛为主。

水莲白芷炖乌鸡

【原料】　黄花倒水莲 50 克，白芷 25 克，乌骨鸡半只（约 250 克），姜、葱、油、盐等调料适量。

【烹调方法】　乌骨鸡去毛，去内脏，洗净。黄花倒水莲、白芷装入纱布袋中，与乌骨鸡一起放入砂锅，文火炖煮，至鸡烂熟，去药袋加调料即成。

【食用方法】　佐餐食用，喝汤吃鸡。每周吃 2～3 次。

【功效】　补气血，止疼痛。用于辅助治疗气血亏虚之头痛头晕、肢体无力、纳差、失眠等。

【食物与药物性味分析】　乌骨鸡具有补益气血的功效；黄花倒水莲是壮医常用的补气药，补气以生血；白芷性温，味辛，具有祛风毒、止头痛的功效。诸物配合，可用于体虚头痛患者之调养。

【备注事项】　感冒期间暂时停用本方。

杞子炖羊脑

【原料】　枸杞子 30 克，羊脑一具，生姜 5 片，油、盐各适量。

【烹调方法】　羊脑洗净，去筋膜，与枸杞子、姜片一起放入砂锅内，加水，文火炖煮两小时，加调料即成。

【食用方法】　佐餐食用，饮汤吃脑，连服 10 日为一个疗程。

【功效】　补巧坞，益精血，止疼痛。用于精血亏虚者，症见头痛、眩晕、失眠、健忘、面色不华等的辅助治疗。

【食物与药物性味分析】　枸杞子与羊脑均有补益精血、调养巧坞的功效，对血虚头痛有一定的疗效。

【备注事项】　感冒期间暂时停用本方。

苁蓉茴香羊肉汤

【原料】　羊肉 500 克，肉苁蓉 25 克，山萸肉 25 克，龙眼肉 25 克，小茴香 10 克，调料适量。

【烹调方法】　羊肉切块放入滚水中煮 5 分钟。捞起洗净后放入瓦煲中，煲至水沸，放入山萸肉、肉苁蓉、龙眼肉和小茴香，用中火煲 3 个小时，加入细盐调味即可。

【食用方法】 佐餐食用，每日 1 次，10 日为一个疗程。

【功效】 补肾气，助肾阳，壮身体。适用于腰膝酸痛、手足不温、尿频、便秘、阳痿早泄者。

【食物与药物性味分析】 羊肉、肉苁蓉、山萸肉补肾之阴阳；龙眼肉补血安神；小茴香散寒毒，止腰痛。诸物配合，对肾阳不足引起腰痛的患者有较好的调养作用。

【备注事项】 感冒期间停用本方。体内热毒较盛者慎服。

板栗补肾方

【原料】 生板栗 250 克，猪肾一个，陈皮 5 克，花椒 10 粒，粳米 250 克，食盐 3 克。

【烹调方法】 生板栗置阴凉通风处阴干，待用；猪肾洗净后撕去筋膜，剖成两半，片去腰臊后，切成约 0.8 厘米见方的块；陈皮洗净待用。粳米淘洗干净，同猪肾、陈皮、花椒一起下锅，加入清水约 2500 毫升，置中火上徐徐煨成粥。煮成之后拣出陈皮，下食盐调味。

【食用方法】 每次取生栗子 10 颗，剥壳食肉，细嚼吞咽，然后再食猪肾粥。

【功效】 补肾虚，止腰痛。用于肾虚引起的腰痛、脚软无力、小便频数、头晕眼花等的调养。

【食物与药物性味分析】 板栗性温，味甘，含蛋白质、脂肪、糖、维生素等多种营养成分，又能补肾气、强筋骨、健脾胃；猪肾粥亦能补肾、养胃、强身。板栗生吃，配以猪肾粥，共奏补肾健骨、补脾强身之效。

【备注事项】 感冒期间停用本方。

二、面神经麻痹

面神经麻痹常为急性起病，多在清晨起床洗脸漱口时发现口角歪斜，面肌麻痹，患侧眼裂较大，鼻唇沟较浅，不能皱额、蹙眉，闭目不紧，鼓腮时患侧有漏气，不能吹口哨，患侧不能露齿，进食咀嚼时食物常潴留在患侧，饮水、漱口时水由患侧口角漏出。

面神经麻痹属壮医哪呷（面瘫）范畴，是由于脉络空虚，风寒毒气侵袭，龙路、火路气机阻滞而出现的口眼歪斜、语言不清、口角流涎等症状表现。治疗宜祛风毒，散寒毒，通龙路、火路。

二藤全蝎炖甲鱼

【原料】 鸡血藤 20 克，鸡矢藤 20 克，全蝎 5 克，甲鱼肉 250 克，料酒 20 毫升，姜 10 克，葱 15 克，盐 5 克。

【烹调方法】 前两味药洗净，切段，加水煎取浓汁；全蝎烘干后研成细粉；将新鲜甲鱼肉洗净，均匀地抹上研好的全蝎细粉以及盐、料酒，然后放入炖锅内，加入姜、葱、二藤药汁，加水适量。将炖锅置于武火上炖煮，待水烧沸后，再用文火炖煮 60 分钟即成。

【食用方法】 吃肉，饮汤，每日 1 次。

【功效】 补阴血，祛风毒，通火路。用于面神经麻痹体质偏弱、阴血不足者。

【食物与药物性味分析】 鸡血藤、鸡矢藤是壮医常用的通调龙路之良药；全蝎则长于通火路、祛风毒；甲鱼调补阴血。诸物配合，可用于体质虚弱的面神经麻痹者。

【备注事项】 需配合局部针灸、药贴等医疗手段同时进行治疗。

附桂全蝎炖羊肉

【原料】　肉桂 10 克，附子 15 克（切片），全蝎 5 克，羊肉 500 克，姜 10 克，葱 15 克，料酒 20 毫升，盐 5 克。

【烹调方法】　肉桂切丝；附片洗净去杂质；全蝎烘干研成细粉，备用；羊肉洗净，切成 4 厘米见方的块；姜切片，葱切段。羊肉放炖锅内，加入肉桂、附片、姜、葱、盐、料酒，注入适量水。炖锅置于武火上烧沸，用文火炖煮 40 分钟即成。

【食用方法】　吃肉饮汤，全蝎粉分 2 次用羊肉汤送服。

【功效】　补阳气，散寒毒，通火路。用于面神经麻痹素体阳虚、风毒寒毒侵犯而发病者。

【食物与药物性味分析】　肉桂、附子是壮医常用的散寒毒、补阳气的药物；全蝎长于通火路、祛风毒；羊肉则能补血助阳。诸物配合，可用于体质虚弱、阳气不足、寒毒偏盛的面神经麻痹者。

【备注事项】　需配合局部针灸、药贴等医疗手段同时进行治疗。

山芝麻炖墨鱼

【原料】　山芝麻 15 克，钩藤 10 克，夏枯草 15 克，全蝎 5 克，僵蚕 10 克，鲜墨鱼 300 克，姜 10 克，葱 15 克，盐 4 克。

【烹调方法】　山芝麻用水浸透后切片；钩藤及夏枯草洗净，与山芝麻一起用纱布包好；全蝎、僵蚕烘干，分别研成细粉；姜切片，葱切段。将山芝麻、钩藤、夏枯草、墨鱼一同放入炖锅内，加入姜、葱、盐、适量水。炖锅置于武火上烧沸，再用文火炖煮 30 分钟即成。

【食用方法】　吃鱼饮汤，全蝎与僵蚕末分 2 次用汤送服。

【功效】　祛风毒，通火路，滋阴补血。用于风毒热毒为重、怕风怕热、咽痛口干、局部有瘙痒感觉的面神经麻痹者。

【食物与药物性味分析】　山芝麻辛寒，有清热毒、祛风毒、除湿毒的作用，针对外感之邪而设；钩藤、僵蚕、夏枯草、全蝎则针对邪毒阻滞龙路、火路，影响机体功能之症状而设；墨鱼补阴血，滋脏腑。诸物配合，可用于面神经麻痹风毒、热毒较盛者。

【备注事项】　需配合局部针灸、药贴等医疗手段同时进行治疗。

全蝎鳝鱼汤

【原料】　当归 10 克，红花 5 克，全蝎 5 克，鳝鱼 300克，姜 10 克，葱 15 克，盐 5 克。

【烹调方法】　全蝎烘干研成细粉；鳝鱼去骨及头尾，切成 5 厘米长的段；当归洗净，切片；红花洗净。鳝鱼段放入炖锅内，加入当归、红花、姜、葱、盐、适量水。炖锅置于武火上烧沸，再用文火炖煮 40 分钟即成。

【食用方法】　吃鳝鱼，饮汤，用汤送服全蝎粉，分 2 次服。

【功效】　祛风毒，补阴血。用于面神经麻痹素体血虚者。

【食物与药物性味分析】　当归、鳝鱼为补血之良品；红花善于通调龙路、火路；全蝎则长于通火路、祛风毒。诸物配合，对血虚的面神经麻痹患者有良好的食疗作用。

【备注事项】　需配合局部针灸、药贴等医疗手段同时进行治疗。

第六节　巧坞病药膳

巧坞（大脑）是人体的总指挥部，不论是外来邪毒入侵影响巧坞，还是内生毒邪阻碍巧坞，都会造成巧坞乱或巧坞坏，大脑机能紊乱或大脑实质受到损害，出现神经衰弱、眩晕、脑中风等病症。

一、神经衰弱

神经衰弱是由于某些长期存在的精神因素引起大脑过度紧张，从而产生精神活动能力减弱的一种病症。其主要临床特点是易于兴奋又易于疲劳，常伴有各种躯体不适感和睡眠障碍。不少患者病前具有某种易感素质或不良个性。

神经衰弱属于壮医年闹诺（失眠）范畴，是由于思虑、烦恼太过，脏腑气机郁滞，或先天不足、后天失养、气血不足、心虚胆怯，或饮食不节、过食辛辣、热毒内生、气机不畅，从而导致的阴阳失调及天、地、人三气不能同步的一种精神疾病。临床表现为睡眠时间和深度不足，多梦易醒，醒后难入睡，以及不能消除疲劳。治宜补气血、调巧坞、安神志。

茯苓玉米饼

【原料】　茯苓 250 克，玉米粉 500 克，白糖 100 克。

【烹调方法】　茯苓晒干，研为细末。将茯苓末、玉米粉加白糖拌匀，清水调糊，以微火在平锅里摊烙成薄饼，饼熟即可。

【食用方法】　随意食之，不拘量。

【功效】　补气血，调巧坞，安心神。适用于辅助治疗气血不足、巧坞功能紊乱而出现的神经衰弱，症见心悸、气短、失眠以及浮肿、尿少、大便溏泻等。

【食物与药物性味分析】　茯苓甘平，有调理谷道之功能，间接补益气血；玉米粉为平补阴液的食物，有一定的安定巧坞的作用。制成烙饼可方便常食。

【备注事项】　注意休息与运动，调节情绪，远离烦恼。

百合柏仁粥

【原料】　百合 20 克，柏子仁 15 克，夏枯草 15 克，粳米 100 克，油、盐适量。

【烹调方法】　前三味药加水煎，滤取药液，与粳米入锅，按常法煮粥。粥成，调入油、盐即可。

【食用方法】　温食，分 2～3 次吃完。

【功效】　调理巧坞，清热毒，安心神。适用于治疗妇女更年期失眠、头痛眩晕、烦躁易怒、舌红、苔黄、脉细数等。

【食物与药物性味分析】　百合、柏子仁性平，味甘，有滋补阴液、调理巧坞的作用；夏枯草甘寒，清热毒，调气机。诸物配合，对神经衰弱因过激情绪引起者有较好的调理作用。

【备注事项】　注意休息与运动，调节情绪，远离烦恼。

桑葚煨猪肝

【原料】　桑葚 25 克，首乌 25 克，猪肝 150 克，调料适量。

【烹调方法】　桑葚、首乌水煎，滤取药汁备用；猪肝洗净，切片，加淀粉拌匀。锅中放植物油，油烧热后，下葱、姜爆香，下猪肝片，炒至变色后下药汁，加酱油、料酒少许。猪肝炒熟后，加食盐、味精等调味即可。

【食用方法】　佐膳食之，不拘量。

【功效】 补阴精，调巧坞，安心神。可用于辅助治疗阴虚火旺引起的神经衰弱，症见情绪不稳、烦躁易怒、肢体抖动、失眠多梦、体瘦、舌干、尿少色黄、脉细数。

【食物与药物性味分析】 桑葚、首乌是壮医常用的补阴精、调巧坞、安心神良药，配用养血生精的猪肝，对阴血不足引起的神经衰弱有较好的调理作用。

【备注事项】 注意休息与运动，调节情绪，远离烦恼。

天麻枸杞炖猪脑

【原料】 天麻25克，枸杞子15克，茯苓15克，猪脑一具（约200克），酱油、黄酒、盐、白糖、味精、胡椒粉、芝麻油、葱、姜、水淀粉各适量。

【烹调方法】 猪脑去硬膜，洗净，装入蒸钵内；枸杞子洗净；茯苓切成大片，放入米泔水内泡软；天麻放入米泔水中浸泡4～6小时，捞出天麻放入米饭锅内蒸透，取出切成片。将天麻片、枸杞、茯苓放入装有猪脑的蒸钵内，加葱、姜、黄酒、清水适量，上笼用武火蒸约60分钟，猪脑熟后，去葱、姜。锅内放清水、白糖、盐、味精、胡椒粉、芝麻油烧沸后，加水淀粉勾芡，浇在猪脑上即成。

【食用方法】 温食，可分次吃完。

【功效】 调理巧坞，清除内生热毒，安心神。可用于治疗神经衰弱、高血压病、眩晕等病症。

【食物与药物性味分析】 天麻为贵重的调理巧坞药物，能清除内生之热毒；枸杞子、茯苓二药，前者补肾之阴精，后者补脾胃之阳气，且能缓和天麻之寒性；猪脑为血肉有情之品，有补脑增髓的作用，且能引药入脑，是壮医治疗巧坞疾病的常用食材。

【备注事项】 注意休息与运动，调节情绪，远离烦恼。

二、眩晕

眩晕不是一个病名，而是一种主观的感觉异常。眩晕可分为两类：一为旋转性眩晕，多由前庭神经系统及小脑的功能障碍所致，以倾倒的感觉为主，感到自身晃动或景物旋转。二为一般性眩晕，多由某些全身性疾病引起，以头昏的感觉为主，患者常感到头重脚轻。

旋转性眩晕常见于梅尼埃病、迷路炎、药物性眩晕、颅内肿瘤、颅内感染、多发性硬化等；一般性眩晕常见于心律失常、心脏功能不全、肺功能不全、屈光不正、眼底动脉硬化、高血压或低血压、贫血、颈椎病、胃肠炎、内分泌紊乱及神经官能症等。

眩晕属壮医兰奔（眩晕）的范畴，是由于过度忧郁、恼怒，气机不畅，两路不通，火毒内生，或饥饿劳倦，饮食不节，过食辛辣，谷道损伤，痰毒、火毒内生，上冲巧坞，天、地、人三气不能同步而致。此外，病后虚弱，老年肾亏，气血不足，不能上养巧坞，天、地、人三气不能同步，也可发生眩晕。治疗宜消除病因，通调龙路、火路，调理巧坞。

参胶糯米粥

【原料】　土人参 25 克，阿胶 20 克（捣碎成粒），糯米 100 克，红糖 15 克。

【烹调方法】　土人参水煎两次，去渣取浓汁。将淘洗干净的糯米放入锅，加适量水，用旺火烧开后转用小火熬煮成稀粥，再加入捣碎的阿胶粒及土人参煎汁，边煮边搅匀，调入红糖即成。

【食用方法】　早晚分服，每日 1 剂，15 日为一个疗程。

【功效】 补气血，安神志，调巧坞。可用于治疗气血不足引起的眩晕，症见头晕眼花、神疲懒言、心悸失眠、面色少华、稍劳则晕（动则眩晕加剧）、舌淡、苔白、脉细无力。

【食物与药物性味分析】 土人参性平，味甘，长于补气；阿胶咸平，长于补血、生血；糯米和红糖是壮族民间补养气血的食物。诸物同用，对气血不足引起的眩晕有食疗作用。

【备注事项】 多进补益气、养血的食品，如用鸡蛋、猪肝、猪骨、甲鱼等煲红枣、龙眼肉、党参、西洋参、核桃肉等，避免饮食过量，忌食生冷。

水莲当归炖鹌鹑

【原料】 黄花倒水莲 30 克，当归 25 克，鹌鹑一只，精盐、黄酒各适量。

【烹调方法】 黄花倒水莲、当归洗净切片。鹌鹑宰杀后去毛及内脏，清洗干净，与黄花倒水莲、当归一同放入砂锅中，放入清水，用旺火煮沸后转用小火炖煮 30 分钟，加入少量精盐、黄酒，炖至鹌鹑肉熟烂即成。

【食用方法】 佐膳，吃肉饮汤，不拘量。

【功效】 补气血，安神志，调巧坞。可用于治疗气血不足引起的眩晕，症见头晕眼花、神疲懒言、心悸失眠、面色少华甚至萎黄、稍劳则晕（动则眩晕加剧）、舌质淡、脉细。

【食物与药物性味分析】 黄花倒水莲性温，味甘，长于补气；当归甘温，长于补血、生血、活血；鹌鹑是壮族民间补养气血的食物。诸物同用，对气血不足引起的眩晕有食疗作用。

【备注事项】 多进补益气、养血的食品，如用鸡蛋、猪肝、猪骨、甲鱼等煲红枣、龙眼肉、党参、西洋参、核桃肉等，但应避免饮食过量，忌食生冷。

竹沥水莲粥

【原料】　竹沥 30 克，黄花倒水莲 25 克，白术 15 克，茯苓 15 克，甘草 5 克，粳米 100 克，油、盐适量。

【烹调方法】　黄花倒水莲、白术、茯苓、甘草加水煎煮，滤取药汁。粳米加水，按常法煮粥。粥成，倒入煎好的药汁、竹沥，加油、盐调味即可。

【食用方法】　早晚分服，每日 1 剂，15 日为一个疗程。

【功效】　祛湿毒，补气血，调巧坞。治湿毒内盛、气血不足引起的眩晕，症见头重如蒙、视物昏暗、恶心（甚至呕吐痰涎）、疲倦多寐、舌淡胖、苔白腻、脉濡等。

【食物与药物性味分析】　竹沥具有良好的祛湿毒、清热毒的功效；黄花倒水莲、白术、茯苓、甘草具有补益气血的功效。诸物共用，对体虚湿盛的眩晕症有较好的疗效。

【备注事项】　饮食宜选清淡利湿之品，如冬瓜、玉米汤或荷叶粥，忌肥甘厚腻、生冷荤腥之品。自制竹沥法：取鲜竹竿，截成 30～50 厘米长，两端去节，劈开，架起，中部用火烤之，两端即有汁液流出，以碗盆盛之。竹沥为青黄色或黄棕色汁液，透明，具焦香气，以色泽透明、无杂质者为佳。

萝卜玉米饼

【原料】　白萝卜 500 克，玉米粉 500 克，面粉 250 克，瘦猪肉 250 克，生姜 50 克，葱段 25 克，盐、油各适量。

【烹调方法】　白萝卜洗净切细丝，用植物油炒至五成熟时待用；瘦猪肉剁细，加入萝卜丝、姜、葱、食盐调成馅；玉米粉、面粉加适量水和成面团，分成若干小团。将小面团擀成薄片，将萝卜猪肉馅填入，制成夹心饼，放入锅内蒸 20 分钟即可，也可用油锅煎熟。

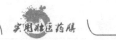

【食用方法】 做主食，随时食用。

【功效】 祛湿毒，调巧坞。可辅助治疗湿毒内盛致巧坞阻滞引起的眩晕，症见头重如蒙、视物昏暗、恶心（甚至呕吐痰涎）、疲倦多寐、舌淡胖、苔白腻、脉濡滑等。

【食物与药物性味分析】 萝卜是化除湿毒的食材；玉米也有一定的除湿毒作用。共制成饼，方便储存与服食。

【备注事项】 饮食宜选清淡利湿之品，如冬瓜、玉米汤或荷叶粥，忌肥甘厚腻、生冷荤腥之品。

菊花钩藤决明茶

【原料】 白菊花 10 克，钩藤 10 克，山楂 10 克，决明子 10 克，绿茶 3 克，冰糖适量。

【烹调方法】 前四味药水煎，滤取药汁约 500 毫升，冲泡绿茶，调入冰糖即可。

【食用方法】 温饮，不拘时。

【功效】 清内生热毒，调巧坞功能。可治疗热毒内生致巧坞功能受干扰而引起的眩晕，症见头痛头晕（常因情绪激动如愤怒、烦躁、过度高兴而诱发）、失眠多梦、口苦口干、舌质红、苔黄、脉弦。

【食物与药物性味分析】 白菊花、钩藤有清热毒、调巧坞的功效；山楂、决明子有通调龙路、降脂的作用；绿茶也有降脂的作用。诸物同用，可治热毒较盛者的眩晕。

【备注事项】 饮食宜清淡，多食新鲜蔬菜和水果，忌辛辣、烟酒、动风胀气之品。

菊花山楂粥

【原料】 黄菊花 15 克，山楂 15 克，生地 15 克，粳米 100 克，冰糖或油、盐各适量。

【烹调方法】　前三味药物共加水煎煮，滤取药汁。粳米淘净，加入药汁，按常法煮粥。粥成，调入冰糖或油、盐少许即可。

【食用方法】　温食，不拘量。

【功效】　清内生热毒，调巧坞功能。可辅助治疗热毒内生致巧坞功能受干扰而引起的眩晕，症见头晕、失眠多梦、口苦口干、舌质红、苔黄、脉弦。

【食物与药物性味分析】　黄菊花清热毒，除湿毒；山楂通调龙路；生地补血，清内生热毒。诸物同用，制成药粥，对内生热毒扰乱心气导致的失眠顽症有一定的调理作用。

【备注事项】　饮食宜清淡，多食新鲜蔬菜和水果，忌辛辣、烟酒、动风胀气之品。

玉米须花生藤炖乌龟

【原料】　玉米须 100 克，花生藤 250 克，乌龟一只（500克以上），调料适量。

【烹调方法】　玉米须与花生藤加水煎煮，滤取药汁 500毫升；乌龟放入盆中，倒入热水，待其排尽尿，洗净，去头足，除内脏，放入砂锅内。将药汁也倒入砂锅，加适量水，先用武火煮开，再用文火慢煮至熟透，调味即可。

【食用方法】　佐餐，食肉饮汤，不拘量。

【功效】　补肝肾阴血，调巧坞安神。可辅助治疗因阴血不足致巧坞失养而发生的眩晕，症见眩晕时间较长、容易疲劳、腰膝酸软、遗精、视力减退、耳鸣、舌质淡、苔白、脉沉或细等。

【食物与药物性味分析】　壮医认为，乌龟是大补阴血的食材，尤其是对巧坞有补益作用；玉米须有清热毒的功效；花生藤则有安定巧坞的功能。三味共同，对阴血不足引起的眩晕有较好的调养作用。

【备注事项】 阳气不足、怕风怕冷、肢体冰冷者慎用本药膳。

夏枯草煲鸭肉

【原料】 夏枯草 20 克，桑葚 20 克，生牡蛎 20 克，鸭肉250 克，酱油、盐、糖各适量。

【烹调方法】 夏枯草及牡蛎水煎，滤取药汁；鸭肉切块。将药汁与鸭肉一同倒入锅中，用文火煲汤，至七成熟时，加入桑葚、酱油、盐、糖等，继续煮至肉烂熟，汁液收浓即成。

【食用方法】 佐膳，吃肉及桑葚，饮汤。

【功效】 补肝肾阴血，调巧坞安神。可治疗因阴血不足致巧坞失养而发生的眩晕，症见眩晕时间较长、容易疲劳、腰膝酸软、遗精、视力减退、耳鸣、舌质淡、苔白、脉沉或细等。

【食物与药物性味分析】 夏枯草性寒，味苦，能清热毒、调气机；桑葚、牡蛎性凉，味甘，具有补益阴血、调理巧坞的作用；鸭肉性偏凉，滋补阴血。诸物同用，对阴血不足引起的眩晕有良好的治疗作用。

【备注事项】 阳气不足、怕风怕冷、肢体冰冷者慎用本药膳。

第七节 痧病药膳

痧病又名发痧、贫麻、贫痧，是因体弱气虚，外感痧毒、热毒、暑毒等，邪毒内阻三道两路气机，或饮食不当，内伤谷道，邪毒留滞于肌肉经脉之间，邪正交迫而引发的疾病。临床以全身酸累、胸腹烦闷、倦怠无力、恶心呕吐、胸背透发痧点为主要表现。

治疗宜解毒除痧，疏通气机。在采取药物治疗、刮痧治疗的同时，服食壮医药膳可帮助康复。

山芝麻藿香粥

【原料】　山芝麻 50 克，藿香 15 克，生石膏 25 克，粳米 100 克，盐、油适量。

【烹调方法】　山芝麻与藿香洗净，与生石膏一起加水煎煮，滤取药汁。粳米入锅，加入煎好的药汁及适量水，按常法煮粥。粥成，加盐、油调味即可。

【食用方法】　温食，分 2～3 次吃完。

【功效】　解痧毒，调气机。可治疗痧病，症见全身酸累、胸腹烦闷、倦怠无力、恶心呕吐、胸背透发痧点、发热、口渴、尿黄、脉数。

【食物与药物性味分析】　山芝麻为壮医治疗痧病的良药，可解痧毒，清热毒；藿香辛温，能祛风毒、除湿毒，生石膏清热毒，两药能协助山芝麻清除痧毒。三味配合，可用于痧病初起，热毒较盛者。

【备注事项】　饮食宜清淡，注意避风，并配合刮痧或捏痧治疗。

痧病除湿粥

【原料】　磨盘草 30 克，鸭跖草 30 克，山芝麻 15 克，黄皮叶 10 克，薏苡仁 10 克，陈皮 5 克，粳米 100 克，油、盐适量。

【烹调方法】　前六味药洗净，加水煎煮，滤取药汁。粳米入锅，加水及煎好的药汁，按常法煮粥。粥成，加油、盐调味即可。

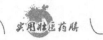

【食用方法】 温食，分2～3次吃完。

【功效】 解痧毒，除湿毒，清热毒。可用于痧病湿毒较甚者，症见低热绵绵、神疲体倦、口微渴或不渴、胸背透发淡红痧点且界线不明显、舌淡、苔白腻或微黄、脉细或滑数等。

【食物与药物性味分析】 痧毒既含热毒，也含湿毒。湿毒偏盛时，可出现低热、体倦、口不渴、舌淡、苔腻等征象。方中磨盘草、鸭跖草均为甘淡渗利的药物，既有解痧毒的作用，也有通水道、除湿毒的作用，是治疗痧病湿毒偏甚之要药；山芝麻味苦，性凉，具有解痧毒、清热毒、除湿毒、祛风毒、调气道谷道等功效，黄皮叶味苦、辛，性微寒，具有通气道、解瘴毒、清热毒的作用，此二药可增强主药解痧毒的功效。湿毒为患，谷道功能常会下降或有障碍，故辅以薏苡仁、陈皮改善谷道功能，防治湿毒损害谷道。诸药配合，针对主因，控制病情发展，可收良效。

【备注事项】 饮食宜清淡，注意避风，并配合刮痧或捏痧治疗。

第八节 癌症药膳

癌症，医学术语亦称恶性肿瘤，传统中医学中称"岩"，为由控制细胞生长增殖机制失常而引起的疾病。癌细胞除生长失控，还会局部侵入周围正常组织，甚至经由体内循环系统或淋巴系统转移到身体其他部分。

癌细胞的特点是无限制、无止境地增长，使患者体内的营养物质被大量消耗；癌细胞释放出多种毒素，使人体产生一系列症状；癌细胞还可转移到全身各处生长繁殖，导致人体消瘦、无力、贫血、食欲不振、发热以及脏器功能严重受损等等。

壮医认为，癌症是多种毒素（如热毒、寒毒、痰毒、瘀毒等）纠结在一起引发的。这些毒素引起机体能量的快速消耗，使气血阴阳严重亏损，导致病情复杂多变。治疗以祛邪毒、抗肿瘤为主，兼配补益气血、扶助正气的药物和食物，以提高机体抵抗肿瘤的能力，延缓病情发展，提高生存质量。

黄药子猪肉汤

【原料】　黄药子 15 克，猪肉 250 克，虾仁 15 克，竹笋 30 克，葱、芹菜、盐、味精各适量。

【烹调方法】　黄药子加水煎取汤汁备用；猪肉洗净，切成丝，加少许淀粉和酱油拌和；虾仁用清水浸泡 15 分钟，滴净水；竹笋洗净切丝；葱和芹菜洗净切好备用。锅置火上，先爆炒肉丝，然后加入笋丝、虾仁，炒至半熟，倒入药汁，再加适量水，煮熟，加葱末、芹菜、盐、味精调味即可。

【食用方法】　佐餐食用，不拘量。

【功效】　除癌毒，散肿结，调谷道。适用于辅助治疗胃癌、食道癌等病症。

【食物与药物性味分析】　黄药子为薯蓣科植物黄独的块茎，凉血，降火，消瘿，解毒，可治各种出血性疾病和肿瘤；配用猪肉及虾仁，既缓和黄药子的药性，也起到补益气血的作用。

【备注事项】　黄药子有一定的毒性，用量不宜过大。

参归猪髓粥

【原料】　土人参 50 克，当归 30 克，榕树根 20 克，猪脊髓骨 500 克，精盐、生姜适量。

【烹调方法】　猪脊髓骨洗净斩碎；土人参、当归、榕树根装入布袋。以上四味同入锅内，加水适量，文火煮约 3 个小时，加入精盐、生姜调味即可。

【食用方法】　佐餐食用，分 2～3 次吃完。

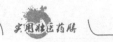

【功效】 补益气血，抗肿瘤。适用于晚期肠癌气血亏虚者。

【食物与药物性味分析】 土人参、当归是补益气血的良药；榕树根甘寒，有祛风毒、抗肿瘤功效；配上猪骨，缓和药性，促进气血生长。

【备注事项】 本方偏温补，热毒内盛、发热、头痛、便秘者，慎用本药膳。

猪肉蜜膏

【原料】 半肥瘦猪肉 1000 克，蜂蜜 500 克。

【烹调方法】 猪肉洗净切成小块，加适量水，煮至熟烂，然后去渣加入蜂蜜，炼成蜜膏。

【食用方法】 日服 3 次，每次含咽 10 克。

【功效】 滋阴液，利咽喉。适用于鼻咽癌患者放疗时或放疗后出现口腔黏膜溃疡、吞咽困难、咽干舌燥、声音嘶哑等症的辅助治疗。

【食物与药物性味分析】 壮医认为，猪肉具有滋阴液、补气血的作用，可治热病伤阴、消渴羸瘦、燥咳、便秘等症；蜂蜜也有滋补阴液的功效。二者制成膏，方便服食。

【备注事项】 饮食宜清淡，多食新鲜、富含水分的蔬菜和水果，勿食煎、炒、油炸等刺激性食物。

葵树子石上柏猪肉汤

【原料】 葵树子 100 克，石上柏 30 克，瘦猪肉 100 克，油、盐适量。

【烹调方法】 葵树子、石上柏洗净，放入锅中，加水煎汤，去渣取汁。猪肉洗净，切片，与葵树子、石上柏汁一同炖至肉熟烂，加油、盐调味即可。

【食用方法】 饮汤吃肉。

【功效】 调谷道，散癌结。适用于晚期鼻咽癌、食道癌的保守治疗。

【食物与药物性味分析】 葵树子为棕榈科植物蒲葵的种子，味甘、涩，性平，有抗癌、软坚、散结的功效；石上柏味甘、微苦，性寒，具有清热毒、祛风毒、除湿毒的功效，从其植物中提取的一种酸性物质具有细胞毒活性。二药配合，有一定的抗癌作用。

【备注事项】 饮食宜清淡，多食新鲜、富含水分的蔬菜和水果，勿食煎、炒、油炸等刺激性食物。

陈皮墨鱼骨瘦肉粥

【原料】 陈皮 10 克，墨鱼骨（又名海螵蛸）15 克，瘦猪肉或鱼肉 50 克，粳米适量，盐适量。

【烹调方法】 陈皮、墨鱼骨（两味药用纱布包好）与淘洗干净的粳米一同煮粥，熟后去陈皮、墨鱼骨，加入瘦猪肉或鱼肉再煮。肉熟后加少许盐调味即可。

【食用方法】 温服，分 2～3 次吃完。

【功效】 调气机，止呕吐，适用于胃癌晚期呕吐不止、水食难下者。

【食物与药物性味分析】 陈皮、墨鱼骨均为调理谷道、养胃护胃的良药，与瘦猪肉或鱼肉共煮成粥，起到调养谷道，间接有补养气血的作用，可提高癌症患者的免疫力。

【备注事项】 饮食宜清淡，勿吃煎、炒、油炸等刺激性食物。

猪肉海星蜗牛汤

【原料】 猪瘦肉 100 克，海星一个，蜗牛 30 只，油、盐适量。

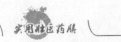

【烹调方法】 海星、蜗牛去壳洗净，瘦猪肉洗净切成块，同入锅中，加适量水，先用武火烧开，再用文火炖至猪肉熟烂，调味即成。

【食用方法】 吃肉饮汤，每日1～2剂，可以常食。

【功效】 滋阴液，通龙路、火路，软坚结。可用于各种肿瘤的辅助食疗。

【食物与药物性味分析】 海星为槭海星科动物镶边海星等品种海星的全体，性平，味咸，有化痰毒、软坚结的作用；蜗牛为大蜗牛科动物蜗牛及其同科近缘种的全体，具有清热毒、消肿痛的功效。两味药对癌症有一定的食疗效果，配用猪肉以补养气血。此方补泻兼备，为癌症患者的食疗选方。

【备注事项】 饮食宜清淡，勿吃煎、炒、油炸等刺激性食物。

旱莲芍药猪肉汤

【原料】 鲜旱莲草30克，赤芍20克，白芍20克，鳖甲20克，瘦猪肉250克，盐适量。

【烹调方法】 前四味药（鲜旱莲草、赤芍、白芍、鳖甲）一同放入布袋。瘦猪肉洗净切块，与药袋同入锅内，加适量水，炖熬3个小时，去药袋，加盐调味即可。

【食用方法】 饮汤吃肉，不拘量。

【功效】 清热毒，凉血，滋阴，填髓。适用于白血病有发热、出血症状者。

【食物与药物性味分析】 旱莲草、赤芍、白芍、鳖甲均有补阴液、清热毒、止出血的作用；猪肉有补益气血的功效。诸物配合，可提高机体的免疫力，改善癌症患者的恶液质或出血倾向。

【备注事项】 饮食宜清淡，勿吃煎、炒、油炸等刺激性食物。

蘑菇炒鸡蛋

【原料】 蘑菇 100 克，鸡蛋 4 个，植物油、香葱、盐各适量。

【烹调方法】 蘑菇洗净，切成片，加水煎熟，备用；香葱洗净去根须，切成碎粒。鸡蛋打入碗内，放入蘑菇、油、盐，用筷子搅打均匀，放入烧热的油锅中滑熟后，撒上葱花，即可盛入碗内食用。

【食用方法】 佐餐服食，每日 1 次，或隔日 1 次。

【功效】 补气血，滋肝肾，益肠胃，化痰湿，并有防癌抗癌作用。适用于病后体虚或癌症体弱者；手术后的癌症病人或放疗、化疗后身体虚弱者，糖尿病、贫血患者也宜食用。

【食物与药物性味分析】 蘑菇中所含的多糖类和多肽物质具有抗癌作用；鸡蛋是营养丰富的强身佳品，也具有抗癌作用。常食蘑菇炒鸡蛋，对增强体质、防治癌症非常有益。

【备注事项】 饮食宜清淡。

猴头菇蒸胎盘

【原料】 猴头菇 60 克，鲜胎盘一个，大枣 10 颗，姜丝、油、盐、黄酒适量。

【烹调方法】 猴头菇洗净，切碎；胎盘洗净血水，切成块。取胎盘盛入瓷碗中，加入姜丝、黄酒、油、盐调匀，再加入猴头菇、红枣和适量水，隔水蒸熟食用。

【食用方法】 佐餐服食，一次吃完，隔日 1 次。可以经常食用。

【功效】 大补气血，补脾益胃，强身抗癌。适用于久病体弱、产后体虚、脾胃虚弱者，食道癌、胃癌、肠癌、子宫颈

癌等恶性肿瘤患者常食有裨益。无论是人或动物的胎盘均宜食用。

【食物与药物性味分析】　猴头菇性平，味甘，有利五脏、助消化、滋补肝肾等功效，含不饱和脂肪酸，有利于血液循环，能降低胆固醇，具有提高机体免疫功能的作用；与胎盘同用，其调补肾肝之功更佳，各种虚损性疾病及肿瘤病人服之，有强身抗病之功效。

【备注事项】　感冒发热期间暂停服食本方。

清蒸甲鱼

【原料】　甲鱼一只（约 500 克），鸡脯肉 50 克，葱段 10 克，生姜 3 片，料酒 10 毫升，味精、胡椒少许，猪骨汤适量。

【烹调方法】　甲鱼放入沸水中烫死，去头及内脏，洗净，切块；鸡脯肉剁成泥状。其他调料和甲鱼、鸡肉一同放入碗中，隔水蒸熟后食用。

【食用方法】　佐餐食之，不拘量。

【功用】　补益肝肾，益精养血，强身抗癌。适用于各种癌症手术后或放疗、化疗后身体虚弱者，精血、气阴不足者，以及各种慢性消耗性疾病患者。

【食物与药物性味分析】　甲鱼即鳖，具有补劳伤、壮精气、大补阴之不足等功效；与鸡肉同用，其调补肾肝之功更佳，各种虚损性疾病及肿瘤病人服之，有强身抗病之功效。

【备注事项】　感冒发热期间暂停服食本方。

第四章 中老年人养生药膳

脆皮黄姜鸡

【原料】 鸡腿 3 个，蒜头 3 粒，黄姜粉 3 克，洋葱、食盐、白糖、生抽各适量。

【烹调方法】 鸡腿洗净后，切成大块，用各种调料腌制鸡腿两小时；将腌制好的鸡腿块放入油锅中，中火炸至熟透、表面金黄，转大火收油即可。

【食用方法】 佐膳食用。

【功效】 开胃，暖咪胴（胃），补气血。

【食物与药物性味分析】 黄姜即颜色略黄的生姜，具有散寒毒、暖咪胴（胃）的功效，与鸡肉共用，可生气血，补胃气。

【备注事项】 本膳偏温，素体阳盛者慎服。

三七鸡

【原料】 母鸡一只（约 1500 克），三七根须 10 克，党参、沙参、西洋参各 5 克，红枣 5 颗，蜜枣 2 颗，枸杞子、姜片少许。

【烹调方法】 鸡宰杀后，取出肠杂，洗净；把三七根须、姜片、党参、沙参、西洋参放进鸡肚；砂煲置火上加入清水，放猪骨头适量，把整鸡放入锅；红枣、蜜枣、枸杞子放进水

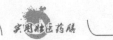

中，大火煮开后转小火，炖一个半小时左右即可。

【食用方法】　佐膳食用，吃肉饮汤。

【功效】　补气血，通龙路。适用于中老年人冬令进补。

【食物与药物性味分析】　鸡肉大补气血；三参、红枣、枸杞子均为补益气血之佳品；三七根须通调龙路，引导食物精华浇灌脏腑。

【备注事项】　感冒期间停服本膳。

黄花倒水莲蒸鸡

【原料】　黄花倒水莲25克，母鸡一只（约1000克），绍酒5克，盐、味精各3克，姜、葱、花椒各2克。

【烹调方法】　鸡从背切开，去掉内脏，洗净，放入开水锅内汆透，捞出，再放入另一盛凉水的容器内，待凉；把姜、葱、花椒用纱布包好，放在鸡背上；将黄花倒水莲切成薄薄的斜片，放入盛鸡和凉水的容器内，再加入盐、绍酒，盖好盖，将容器放上蒸笼蒸至鸡烂熟后，加味精即成。

【食用方法】　分次佐餐，吃鸡肉，饮汤。

【功效】　补气生血。用于辅助治疗气虚所致的倦怠乏力、食少吐泻、气短喘促、阳虚自汗、惊悸健忘以及久病体虚、年老体弱、术后体虚等病症。老年人服食本药膳，能强身壮体、延年益寿。

【食物与药物性味分析】　黄花倒水莲为壮医补气良药，与鸡肉同烹，为中老年进补良方。

【备注事项】　邪盛及发热者慎用。

莲子百合煲瘦肉

【原料】　莲子（去心）20克，百合20克，瘦猪肉100克，姜、油、盐各适量。

【烹调方法】 莲子、百合、瘦猪肉加适量水同煲，肉熟烂后加姜、油、盐调味即可。

【食用方法】 佐餐食用。

【功效】 清心润肺，益气安神。适宜熬夜后有干咳、失眠、心烦、心悸等症的中老年人食用。

【食物与药物性味分析】 莲子苦寒，清心中热毒，安养心神；百合补阴液，去烦润燥，故对阴虚咳嗽、健忘失眠者有疗效。

【备注事项】 感冒期间暂停服食。

夏枯草煲瘦肉

【原料】 夏枯草 10 克，瘦猪肉 100 克，生姜、油、盐各适量。

【烹调方法】 夏枯草、瘦猪肉加适量水共煲，肉熟后去夏枯草，加姜、油、盐少许调味即可。

【食用方法】 吃肉喝汤，每天 1 次。

【功效】 清肝火，降血压。适用于患有高血压病，熬夜后出现头晕、头痛及眼红等症的中老年人服用。

【食物与药物性味分析】 夏枯草味苦，性寒，有清肝火、降血压的功效。

【备注事项】 本方苦寒，气血不足者慎用。

壮阳砂锅

【原料】 牛肉 300 克，海马 30 克，生姜 15 克，熟地黄 25（用布包），红枣 5 颗（去核），核桃肉 80 克，油、盐少许。

【烹调方法】 将以上材料一起放入砂锅内，加适量水，文火慢煮 4 个小时，捞出熟地黄，再加油、盐调味即可。

【食用方法】 分 2～3 次食用。

【功效】 温肾壮阳，强中助性。可用于肾阳虚衰、阳痿、双脚痿软无力、小便频密、夜尿多的中老年人。

【食物与药物性味分析】 牛肉、海马补益肾中阳气；熟地黄、核桃补益肾中之阴，于阴中求阳而生化无穷。

【备注事项】 体内有热者、感冒者不宜服食。

玉屏羊肉汤

【原料】 羊肉500克，土人参30克，山药50克，葱、姜、料酒、食盐、胡椒粉各适量。

【烹调方法】 羊肉切块，与土人参、山药一同放入锅，煮至肉烂熟，调味即可。

【食用方法】 吃肉喝汤，分3次食用。

【功效】 温阳补气，健脾补肾。可辅助治疗体虚多病、畏寒肢冷、四肢乏力、腰膝酸软等病症。

【食物与药物性味分析】 羊肉甘温，助阳气；土人参、山药调理谷道，补气。各物配用，先天后天并补。

【备注事项】 体内有热者、感冒者不宜服食。

首乌煨鸡

【原料】 制首乌30克，母鸡一只，食盐、生姜、料酒各适量。

【烹调方法】 制首乌研成细末，备用；将母鸡宰杀后去毛及内脏，洗净。用布包制首乌粉，纳入鸡腹内，放瓦锅内，加适量水，煨熟。从鸡腹内取出制首乌袋，弃之，加适量食盐、生姜、料酒即成。

【食用方法】 食用时，吃肉喝汤，每天服2次。

【功效】 补肝养血，滋肾益精。可治疗中老年人血虚、肝肾阴虚所引起的头昏眼花、失眠、脱肛、腿脚无力等症。

【食物与药物性味分析】 制首乌具有补肝益肾、养血祛风的功效，可治肝肾阴亏、须发早白、血虚头晕、腰膝酸软等病症。

【备注事项】 体内有热者、感冒者不宜服食。

双参肉片汤

【原料】 海参 150 克，北沙参 30 克，瘦猪肉 50 克，葱、姜、黄酒、盐、味精各适量。

【烹调方法】 将水发海参洗净，切成厚片；沙参切片后装入纱布袋中；瘦猪肉切成薄片，葱切末，姜切片。烹调时将沙参、海参、姜片一同放入锅中，加适量水和黄酒，用旺火烧沸后改用小火煮一小时。去药袋，烧沸，加入瘦猪肉，中火炖煮 5 分钟，加盐、味精、葱即成。

【食用方法】 吃肉喝汤，两天服 1 剂。

【功效】 益气养阴，补肾润肺。适用于治疗肺肾气阴两虚所致的少气乏力、纳食减少、易感冒、咳喘、口干咽燥、便秘、遗精、阳痿等病症。

【食物与药物性味分析】 海参阴阳双补；沙参补阴润肺。两者配合，可用于治疗肺肾不足、气阴两虚诸症。

【备注事项】 咳喘痰多及腹泻者不宜食用。

土人参蒸乳鸽

【原料】 活乳鸽两只，土人参、枸杞子各 10 克，水发香菇 30 克，盐、味精、生姜各 3 克，香油、大葱各 5 克，绍酒 10 克，猪油 50 克。

【烹调方法】 乳鸽宰杀放血，用 80℃热水烫透，去毛、头、爪、内脏，切成小方块，放入凉水中泡去血沫，捞出控水。再将鸽块、香菇加入调料搅匀，盛入碗内，枸杞子码在碗

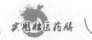

底及四周，土人参片放在鸽肉上，然后上笼蒸至烂熟，取出扣在盘中即成。

【食用方法】　佐餐食用。

【功效】　补中益气，滋补肝肾。可治疗内伤劳倦、脾肺气虚所致的气短乏力、动则汗出、食少便溏、易感风寒、自汗等症。亦可治疗肝肾不足所致的腰膝酸软、头晕目眩、疮疡久不收口等症。冠心病、心力衰竭的病人服之有良效。

【食物与药物性味分析】　乳鸽为补益精血尤其是补肾益脑的佳品，加土人参、枸杞子，气阴双补，是中老年人的进补良方。

【备注事项】　阴虚阳亢者慎用。

当归二参羊肉羹

【原料】　当归、土人参、党参各 25 克，羊肉 500 克，葱、姜、料酒、食盐、味精各适量。

【烹调方法】　将当归、土人参、党参装入纱布袋内，扎好口；将药袋与洗净的羊肉、葱、姜、料酒、食盐一起投入锅内，加适量水。将锅置武火上，待水烧沸后再用文火煨炖，直至把羊肉炖烂即成。食用时可加入味精。

【食用方法】　吃肉喝汤，每日 2 次，随量食。

【功效】　补气养血，可治疗中老年人血虚及病后气血不足、肢冷、低热等症。

【食物与药物性味分析】　当归、土人参、党参补益气血；羊肉补肾助阳。诸物合用，适合中老年人进补。

【备注事项】　感冒发热时暂不宜食用。

桂圆童子鸡

【原料】　童子鸡一只（约 1000 克），桂圆肉 30 克，葱、姜、料酒、盐各适量。

【烹调方法】　鸡宰杀，去内脏，洗净，放入沸水中氽一下，捞出。放入钵或汤锅，再加桂圆肉、料酒、葱、姜、盐和清水，上笼蒸一小时左右，取出葱、姜即可。

【食用方法】　佐餐食用。

【功效】　补气血，安心神。适用于有贫血、失眠、心悸等症者。健康人食用能使精力更加充沛。

【食物与药物性味分析】　童子鸡，指未啼鸣的小公鸡。鸡肉平补气血，桂圆养心安神，对中老年神经衰弱者有疗效。

【备注事项】　感冒发热时暂不宜食用。

双参鸭条

【原料】　党参15克，土人参15克，当归身10克，陈皮10克，老鸭一只，瘦猪肉100克，味精、食盐、料酒、酱油、姜片、葱段、熟菜油各适量。

【烹调方法】　老鸭宰杀后，去毛和内脏，洗净，在鸭皮上抹匀酱油。锅中下熟菜油（其他植物油也可），油烧至八成热时，放鸭入锅炸至皮色金黄后捞出，用温水洗去油腻，盛入砂锅内，加适量水。将瘦猪肉切块，下沸水氽一下捞出，洗净血污，也放入砂锅内，加入党参、土人参、当归身、陈皮（四味药用纱布包好）、味精、食盐、料酒、酱油、姜片、葱段。再将砂锅放于炉上，老鸭用文火焖到熟烂时取出，滤出原汤，待用。将鸭剔去大骨，切成长5厘米、宽2厘米的条块，放入大碗内摆好，倒入原汤即成。

【食用方法】　佐餐食用，吃肉喝汤。

【功效】　该药膳气血双补，适用于气血不足、面色不华、肢体无力或麻木的中老年人。

【食物与药物性味分析】　党参、土人参、当归身是壮医常用的补气补血良药；陈皮理气开胃；鸭肉有滋阴养精的功效。诸物合用，适合中老年体虚者进补。

【备注事项】　发热、感冒者不宜食用。

莲茸鸡掌

【原料】　黄花倒水莲 15 克，鹿茸片 2 克，净鸡掌1000克，猪肉 250 克，鸡肉 250 克，猪油 50 克，鸡汤1000克，香菜、葱、姜、盐、味精、蜂蜜、酱油、料酒、水淀粉、花椒各适量。

【烹调方法】　净鸡掌放入盆内，加入鸡汤（以淹没鸡掌为度）；加入葱、生姜，上笼蒸 10 分钟，取出后将蜂蜜抹在鸡掌上；将鸡掌放入八成热油内炸成金黄色捞出，将掌面向上，整齐地码在碗内；黄花倒水莲用水泡软，切段，同鹿茸片一起放在鸡掌上；把猪肉和鸡肉切成 2 厘米的方块备用。锅内放底油，油热时，放葱、生姜，炸成金黄色，鸡肉、猪肉块入锅，煸炒 2 分钟，加入酱油、料酒、盐、味精、花椒、鸡汤；汤水烧开后倒在盛鸡掌的碗内；把碗放上蒸笼，将鸡掌蒸烂后取出；拣出鸡肉块、猪肉块、葱、生姜，用文火焖 5 分钟，再上中火，勾淀粉芡，淋上明油即成。

【食用方法】　佐餐食，不拘量，可常食。

【功效】　补气血，健脾胃，壮元阳，益精髓，强筋骨。适用于治疗气血不足所致的病症，如血压偏低、眩晕耳鸣、夜尿频多、肌肉松弛、睡眠不实、口淡无味、阳痿早泄、性欲冷淡等。

【食物与药物性味分析】　黄花倒水莲是壮医常用的补气生血药物；鹿茸大补阳气，生新强壮。二药配用鸡肉、鸡掌等，适用于中老年体弱者进补。

【备注事项】　发热、感冒者不宜食用。

牛肉胶冻

【原料】　牛肉 1000 克，黄酒 250 克。

【烹调方法】　牛肉洗净，切成小块，放入大锅内，加适量水，煎煮，每小时取肉汁一次，加水再煮，并取肉汁四次；合并肉汁液，以文火继续煎熬，至稠黏时为度；再加入黄酒，烧至稠黏时停火，将稠黏液倒入盆内冷藏。

【食用方法】　可温热单吃或与其他菜肴配合食用。

【功效】　补气益血，健脾安中。适用于气血虚弱，消瘦，有少食消渴、精神倦怠等症之人。

【食物与药物性味分析】　牛肉是补气血、壮阳的食品，以黄酒烹制，助其补益之功，是气血虚弱者之佳肴。

【备注事项】　发热、感冒者不宜食用。

参归炖猪心

【原料】　土人参 50 克，当归 10 克，猪心一颗，味精、食盐各适量。

【烹调方法】　猪心去油脂，洗净。将土人参、当归和猪心放入砂锅内，加适量水，用文火炖至猪心熟烂即成。

【食用方法】　食用时，放少许味精和食盐，分餐食用。

【功效】　补血，益气。可治疗中老年人血虚、气不足所致的心悸怔忡、失眠多梦等症。

【食物与药物性味分析】　土人参、当归双补气血；猪心有养心气，引导药物直接补益心神的作用。

【备注事项】　发热、感冒者不宜食用。

地骨皮爆两羊

【原料】　地骨皮、陈皮、神曲各 10 克，嫩羊肉 250 克，

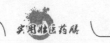

羊肝 250 克，豆豉、料酒、芡粉汁、素油、葱丝、盐、糖各适量。

【烹调方法】　地骨皮、陈皮、神曲加适量水，煎煮 40 分钟，去渣，加热浓缩成稠液备用。嫩羊肉切丝，羊肝切细条，皆用芡粉汁拌匀，再用素油爆炒至熟，加药液和葱丝、豆豉、盐、糖、适量料酒烹煮，收汁即可。

【食用方法】　佐餐食用。

【功效】　补气，养血。适用于久病体弱、消瘦、低热、纳差的中老年人。

【食物与药物性味分析】　地骨皮苦寒，清除内生热毒；陈皮、神曲调理谷道；羊肉、羊肝补益阳气。诸物合用，适用于中老年人病后之调养。

【备注事项】　感冒者不宜食用。

归参鳝鱼羹

【原料】　当归 15 克，土人参 15 克，鳝鱼 500 克，料酒、葱、生姜、蒜、味精、食盐、酱油各适量。

【烹调方法】　将鳝鱼剖开背脊后，去骨、内脏、头、尾，切丝备用；将当归、土人参装入纱布袋内扎口；将鳝鱼丝置锅内，放入药袋，再放料酒、酱油、葱、生姜、蒜、食盐，加适量水。将锅置炉上，先用武火烧沸，撇去浮沫，再用文火煎熬一小时，捞出药袋不用，加入味精即成。

【食用方法】　分餐食用，吃鱼喝汤。

【功效】　补益气血。适用于气血不足、久病体弱、疲倦乏力、面黄肌瘦等症的辅助治疗。

【食物与药物性味分析】　当归长于补血；土人参善于补气；鳝鱼兼补气血。本膳对中老年体弱多病者有一定的食疗作用。

【备注事项】 感冒者不宜食用。

八宝鸡汤

【原料】 土人参 15 克，茯苓 15 克，炒白术 15 克，炙甘草 15 克，熟地 25 克，白芍 10 克，当归 10 克，川芎 3 克，母鸡一只（约1500克），猪肉 750 克，猪杂骨 750 克，葱、姜、料酒、味精、食盐各适量。

【烹调方法】 诸药配齐后，装入洁净纱布袋内，扎口备用；母鸡宰杀后，去毛及内脏，洗净；猪肉洗净；杂骨捣碎；姜拍破；葱切成段。将猪肉、鸡肉、杂骨、药袋放入锅内，加适量水，先用火将水烧开，撇去浮沫，加入葱、姜、料酒，改用文火煨炖至熟烂。将药袋捞出不用，捞出鸡肉、猪肉，切好，再放入锅内稍煮片刻，加少许食盐、味精即成。

【食用方法】 佐餐食用，日服 2 次。

【功效】 调补气血。适用于中老年人素体虚弱、气血两虚者，症见面色萎黄、食欲不振、四肢乏力、精神疲惫等。

【食物与药物性味分析】 土人参、茯苓、炒白术、炙甘草为补气圣药，熟地、白芍、当归、川芎有养血之神效，加之鸡肉、猪肉等血肉有情之物，本膳堪称中老年人进补的上品。

【备注事项】 感冒期间不宜服用。

灵芝炖蹄筋

【原料】 灵芝 25 克，黄精 25 克，土人参 20 克，猪（或牛）蹄筋 100 克，盐、料酒、葱、生姜、胡椒粉、肉汤各适量。

【烹调方法】 灵芝、黄精、土人参分别洗净，用水润透切片，用纱布袋装好扎口；姜、葱切段拍松。蹄筋放钵中加适量水，上笼蒸约 3 个小时；待蹄筋酥软时取出，再用冷水浸泡

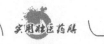

两小时，剥去外层筋膜，洗净切成长条。最后将蹄筋、药袋、葱、姜、盐、料酒一同放入锅中，倒入肉汤，炖到蹄筋熟烂，拣出药袋、姜、葱，加胡椒粉调味即成。

【食用方法】　佐膳食用。

【功效】　补益气血，补肝益肾。对中老年腰腿酸软、头晕眼花等症有一定的调理效果。

【食物与药物性味分析】　灵芝、黄精、土人参是壮医常用的补养良药，气血双补；猪（或牛）蹄筋有强壮腰腿的功效。本膳对中老年下肢无力者有食疗作用。

【备注事项】　感冒期间不宜服。

灵芝烧牛头皮

【原料】　水牛头皮 750 克，灵芝 50 克，香菇 50 克，葱 150 克，生姜片 40 克，料酒 50 克，冰糖糖色、盐、味精、水淀粉、高汤、鸡骨、猪排骨、胡椒粉、香油、鸡油各适量。

【烹调方法】　将水牛头皮（用松香黏尽余毛）用明火烧至起泡，用热水浸泡软，刮尽粗皮，切成块，投入沸水锅里焯水后，再次刮洗干净。净锅内放焯过水的鸡骨、猪排骨，以及葱 100 克、生姜片 25 克、胡椒粉、牛头皮，加水将牛头皮煮至熟软待用。灵芝、香菇去蒂，洗净，切成片。炒锅内放入鸡油烧熟，下生姜片 15 克、葱 50 克、灵芝、牛头皮、香菇炒香后，加高汤、料酒、冰糖糖色、盐，烧至入味汁少量时，放味精、香油和水淀粉收汁，起锅即成。

【食用方法】　佐膳食用，不拘量。

【功效】　补气生阴，适合中老年人调养之用，并有降压、明目等功效。

【食物与药物性味分析】　灵芝、香菇均为真菌类补气良药；水牛头皮则有养阴血、驻颜的作用。本膳为平补之剂，适合中老年人食用，尤其是对中老年女性有保持容颜的功效。

【备注事项】　感冒期间暂停食用。

灵芝海参煲

【原料】　灵芝 100 克，水发海参 50 克，酸萝卜 50 克，泡野山椒 35 克，生姜片 15 克，胡椒粉 5 克，料酒 40 克，醋 10 克，盐、味精、香油、植物油、鲜汤适量，净香菜 25 克。

【烹调方法】　水发海参用刀在腹部上剖划一刀，洗净内外，切成片，投入沸水锅中焯水后捞出，用鲜汤煨起待用；灵芝去蒂，洗净，切成片；酸萝卜切片。砂锅内放植物油烧热，下酸萝卜片、野山椒、生姜片炒香后，加鲜汤、灵芝、海参片、胡椒粉、料酒、盐，烧至入味，放味精、香油、醋、净香菜提味即成。

【食用方法】　佐膳食用，不拘量。

【功效】　大补肝肾，开胃化食。对中老年谷道虚弱、肝肾不足、纳差、肤黄、头晕眼花、健忘、耳鸣者有大补作用。

【食物与药物性味分析】　灵芝补气作用较好，海参补肾填精功效较强，配用开胃之酸萝卜、泡椒等，适用于中老年人调养脾胃和气血。

【备注事项】　感冒期间暂停食用。

灵芝炖乌鸡

【原料】　乌鸡一只（约 750 克），灵芝 60 克，平菇 50 克，豆芽 75 克，生姜片 15 克，香葱 20 克，胡椒粉 4 克，盐、鸡精、高汤各适量。

【烹调方法】　乌鸡宰杀后，烫去毛，去内脏，洗干净，投入沸水锅中焯水后，再次洗净，将豆芽洗净填入鸡腹内待用；灵芝去蒂，洗净；平菇去蒂，洗净。净锅内放入高汤、乌鸡、平菇、灵芝，汤水烧沸后，撇净浮沫，加入胡椒粉、生姜片、盐，炖至鸡软，起锅，盛入盆内，放味精、香葱花即成。

【食用方法】 佐膳食用，不拘量。

【功效】 大补气血，养颜驻容，是中老年女性的食补佳品。

【食物与药物性味分析】 灵芝、平菇补气生新；乌鸡历来是女性补气养血的首选。中老年女性可以常食本膳。

【备注事项】 感冒期间暂停食用。

灵芝鹌鹑蛋汤

【原料】 鹌鹑蛋 10 个，灵芝 100 克，红枣 15 颗，白糖适量。

【烹调方法】 灵芝洗净，切成细块；红枣（去核）洗净；鹌鹑蛋煮熟，去壳。把全部用料放入锅内，加适量清水，武火煮沸后，文火煲至灵芝出味，加适量白糖，再煲沸即成。

【食用方法】 佐膳食用，不拘量。

【功效】 补血益精，悦色减皱。对未老先衰、白发较多、耳鸣头晕者有食疗效果。

【食物与药物性味分析】 灵芝长于补气，红枣善于补血，配用补精血的鹌鹑蛋，能调养气血、美容驻颜。

【备注事项】 感冒期间暂停食用。

灵芝莲子瘦肉汤

【原料】 灵芝 30 克，莲子 10 克，百合 30 克，瘦猪肉 200 克，调料适量。

【烹调方法】 前三味药煎汤，去渣，放入瘦猪肉及调料，烹成熟汤即可。

【食用方法】 吃肉饮汤。

【功效】　补气血，安神志，清肺燥，止干咳，对中老年人阴血不足引起的失眠有一定疗效。

【食物与药物性味分析】　灵芝能补气，莲子、百合能补阴安神。

【备注事项】　感冒期间暂停食用。

虾仁豆腐

【原料】　豆腐 500 克，半肥瘦猪肉末 50 克，鲜虾仁 250 克，香菇、青豆、葱、调料适量。

【烹调方法】　虾去皮，除掉黑筋；将肉末放入碗内，加绍酒、盐拌和成肉馅；豆腐切成小方块，排放在漏勺中，沥去水；豆油烧至八成热时，将漏勺内的豆腐滑入，炸至豆腐外表起金黄色软壳时捞出；每块豆腐中间挖去一部分嫩豆腐（底不能挖穿），然后填满肉馅，再在肉馅上面横嵌一只大虾仁。坐锅点火，放入葱末炸香后，再放入香菇、青豆，锅端离火口，将豆腐排入锅中，再移至旺火上，加绍酒、酱油、白糖、番茄酱、猪肉汤、盐、味精适量。烧沸后，盖上锅盖，移小火上烧5～10 分钟至肉馅熟后，揭去锅盖，再置旺火上，晃动炒锅，收稠汤汁，用水淀粉勾芡，倒入盘中即成。

【食用方法】　佐膳食用，不拘量。

【功效】　滋阴壮阳，补益气血，对中老年人有进补功效。

【食物与药物性味分析】　虾仁补肾壮阳；豆腐滋阴生精；猪肉养气生血。因此，本膳为阴阳气血平补之品。

【备注事项】　感冒期间暂停食用。

茶叶鸽蛋

【原料】　鸽蛋（用鹌鹑蛋替代亦可）50 个，茶叶、黄酒、葱段、生姜片各 50 克，白糖 10 克，桂皮 10 克，盐 8 克，味精 3 克，花椒 2 克，小茴香 2 克，酱油 50 克，陈皮 10 克。

【烹调方法】 将大号砂锅洗净，垫入竹垫。将洗净的鸽蛋放入，加入葱段、生姜片、桂皮、花椒、陈皮、小茴香、黄酒、味精、白糖、盐、酱油、茶叶（放在纱布袋中），加满水炖 30 分钟即成。

【食用方法】 随量常食。

【功效】 补虚健脑，醒脾开胃。适用于用脑过度、神经衰弱、失眠健忘、头晕眼花、纳食不多的中老年人。

【食物与药物性味分析】 鸽蛋为补养气血的佳品，配用茶、姜等开胃之品，适合中老年精血不足、纳食少者。

【备注事项】 感冒、发热期间暂停食用。

茶叶粥

【原料】 茶叶 10 克，粳米 50 克，白糖适量。

【烹调方法】 取茶叶先煮取浓汁。去茶叶，在茶叶浓汁中加入粳米、白糖和适量水，同煮为粥。

【食用方法】 随量分次吃完。

【功效】 化痰消食，利尿消肿，益气提神。适用于中老年人日常调养，有提神健脑、预防老年痴呆症的作用。

【食物与药物性味分析】 茶叶具有良好的开胃、消食、减肥作用，制成粥食，方便坚持服食。

【备注事项】 体瘦无力、口干咽燥、阴液不足的中老年人不宜服食。

橄榄红烧肉

【原料】 猪五花肉 250 克，橄榄肉 50 克，姜、蒜、葱、清汤及调料适量。

【烹调方法】 五花肉去净毛切块，姜切片，蒜、葱切段。

烧锅下油，放入五花肉，用小火炒至有香味。加入清汤、盐、味精、白糖、老抽、橄榄肉、姜、蒜、葱，用小火烧至汁黏稠时，再用湿淀粉勾芡，装碟即可。

【食用方法】 佐膳食用，不拘量。

【功效】 帮助消食，开胃健脾。适用于中老年消化功能减弱、不思饮食者。

【食物与药物性味分析】 橄榄是壮医用以开胃健脾的常用食物，配上五花肉，缓和橄榄耗损气血的副作用，并补益气血。

【备注事项】 感冒期间暂停食用。

菊花鱼球

【原料】 草鱼肉 750 克，白菊花 25 克，芫荽 15 克，味精 5 克，盐 3 克，胡椒粉 1 克，麻油少许，湿淀粉 15 克，姜丝、葱丝、生抽、猪油等各适量。

【烹调方法】 鱼肉洗净晾干水分，放在砧板上用刀切成小片（越薄越好）；菊花去蒂，花瓣切碎待用。把鱼肉肉片放进盆内，加入盐、味精、麻油、胡椒粉、湿淀粉先搅打至起胶，然后再搅打至有弹性，加入菊花和匀再搅打至起胶便可。用锅把水烧沸，把已搅打好的鱼肉用手挤成圆球形，放入滚水中氽熟，捞起放入碟中，用芫荽摆边，并淋上调味料即可。

【食用方法】 佐膳食用，不拘量。

【功效】 清肝降火，明目退翳，降压止头痛。适合有阴虚有热、头痛、高血压等病症的中老年人调养。

【食物与药物性味分析】 菊花具有清泻肝火、降压的功效，配上养阴生血的鱼肉，适合中老年人调养身体。

【备注事项】 阳气不足、怕冷怕风、肢体冰冷、尿多便溏者慎食。

黑芝麻饴糖露

【原料】 黑芝麻粉 60 克，枸杞子 30 克，生地 30 克，饴糖 30 克。

【烹调方法】 黑芝麻粉用水湿润。枸杞子、生地洗净，放入锅内，加适量清水，武火煮沸后，文火煮一小时，去渣，加入已经湿化的黑芝麻粉，煮沸片刻，再加入饴糖即可。

【食用方法】 随量食用，不拘时。

【功效】 滋补肝肾，润泽肌肤。适用于辅助治疗中老年人的肝肾阴虚，症见皮肤苍白或蜡黄、粗糙、干燥而厚、多脱屑，毛发粗而少光泽、易脱落，中年早生白发，舌淡白，脉沉细等。

【食物与药物性味分析】 芝麻、枸杞子、生地均为补益肾阴之良药，适用于阴虚的中老年人进补。

【备注事项】 感冒、发热时暂时停服。

女贞子蜂蜜露

【原料】 女贞子 60 克，决明子 30 克，密蒙花 15 克，蜂蜜 500 克。

【烹调方法】 女贞子、决明子、密蒙花洗净，一起放入锅内，加适量清水，武火煮沸后，再用文火煮半小时，取汁。留药渣，再加入清水，再煮半小时，取汁弃渣。将两次取得的药汁煮沸，浓缩至 400 毫升，加入蜂蜜调匀，即成露剂。

【食用方法】 随量食用。

【功效】 养肝，清热，明目。适用于辅助治疗中年人的老花眼、肝虚有热，症见年纪未老已有视物昏象之感，看近物尤甚，伴头晕耳鸣、心悸失眠、腰背酸痛、大便干燥、舌红、苔少、脉弦细数。本方尤宜于老花眼兼有高血压病、高脂血症属肝虚有热者。

【食物与药物性味分析】　女贞子、决明子、密蒙花均为壮医常用的补肝明目药，配合蜂蜜，更具滋补功效。

【备注事项】　若无密蒙花，可用杭菊代之。阳气不足、腹胀便清、舌胖、苔腻者忌食用本品。

桂枝炙草炖鸡肉

【原料】　鸡肉150克，桂枝15克，炙甘草15克，土人参15克，龙眼肉15克，调料适量。

【烹调方法】　鸡肉洗净，切块；桂枝、炙甘草、土人参、龙眼肉洗净。全部用料放入炖盅内，加适量开水，炖盅加盖，文火隔水炖两小时，调味即可。

【食用方法】　随量食用。

【功效】　温壮心阳，益气定脉。适用于中年人因心阳不振、心气不足而体质虚弱者，症见心悸不安、脉结代，或脉缓慢而微弱、气短乏力、舌淡、苔白润。

【食物与药物性味分析】　鸡肉是壮医补益气血的常用食材；桂枝是壮族地区的特产药物，有散寒毒、助心气的作用。二者配用调养气血的炙甘草、土人参、龙眼肉，能辅助治疗心悸、失眠。

【备注事项】　阴虚、火旺，症见低热、盗汗、便秘者忌食。

二姜砂仁炖猪肚

【原料】　猪肚150克，高良姜15克，生姜15克，砂仁5克，土人参15克，调料适量。

【烹调方法】　猪肚去油脂，洗净，切块；高良姜、生姜洗净并捣烂；砂仁、土人参洗净。全部用料一齐放入炖盅内，加适量开水，炖盅加盖，文火隔水炖 3 个小时，调味即可。

【食用方法】 随量食用。

【功效】 温暖咪胴（胃），调气止呕。可用于中老年人阳气不足、胃气上逆者，症见厌食、腹部气胀、恶心呕吐、气短乏力、口淡喜热食、舌淡胖、苔白润、脉缓等。

【食物与药物性味分析】 二姜、砂仁散寒毒，调气机，止痛止呕；猪肚、土人参补益气血。诸物同用，可攻补兼顾，适用于中老年胃气不足者之调养。

【备注事项】 感冒、发热者不宜食用。

香菇炒腰花

【原料】 水发香菇 50 克，猪腰 300 克，水发玉兰片 50克，麻油 25 克，熟猪油 75 克，葱、姜各 10 克，味精、胡椒粉各 1 克，盐 2 克。

【烹调方法】 猪腰衣膜撕掉，洗净，剖开，去掉腰心，在开水中烫过，捞起切成腰花。将玉兰片切成薄片，香菇切成细丝，二者下锅炒一下盛起。将锅置火上，放猪油，下腰花炒片刻，再放玉兰片和香菇丝炒几下，加入葱、姜、盐等调料再炒几下，撒胡椒粉、味精即可。

【食用方法】 佐膳食用，不拘量。

【功效】 补肾益肝，养筋壮腰。适用于中老年人肝肾不足者之调养，症见腰腿酸软、头晕目眩、不耐疲劳、脉沉细无力等。

【食物与药物性味分析】 香菇补益气血；猪腰有壮腰补肾的功能。两物配合，起平补之功效。

【备注事项】 感冒、发热时暂停食用。

麦冬枸杞蛋炒饭

【原料】　鸡蛋 4 个，枸杞子 10 克，麦冬 10 克，花生仁 30 克，瘦猪肉 50 克，粳米 150 克，盐、淀粉、味精各适量。

【烹调方法】　枸杞子洗净，在沸水中略汆一下；麦冬洗净，于水中煮熟后捞起，剁成碎末；花生仁炒脆，拍碎；瘦猪肉切成丁；鸡蛋打在碗中，加盐打匀，隔水蒸熟，冷却后切成粒状备用；粳米加水，按常法煮饭，以略干为好。锅置旺火上加花生油，把猪肉丁炒熟，入米饭炒匀，再倒进蛋粒、枸杞子、麦冬碎末，炒匀加盐，用淀粉勾芡，加味精调味，盛入盘中铺撒脆花生末即可。

【食用方法】　当主食，随量进食。

【功效】　滋补肝肾，强身明目。适用于辅助治疗阴血不足的中老年人，症见经常口舌干燥、喉痒咽痛、舌红、脉细数。

【食物与药物性味分析】　麦冬、枸杞子有补阴生精的作用；鸡蛋、猪肉等有补益气血的功能。诸物共用，有补益阴血的疗效。

【备注事项】　感冒、发热者不宜食。

山药火麻丸

【原料】　山药片 50 克，火麻仁 15 克，猪肉 400 克，鸡蛋一个，调料适量。

【烹调方法】　山药片打成粉末，备用；猪肉切成丁，再剁成肉糜，依次加入黄酒、味精、食盐、鸡蛋及山药粉（留 10 克制芡），加适量水，拌匀，捏制成肉丸；将火麻仁倒入锅中翻炒，炒到有香味即可起锅。炒锅内油烧至五成热，将肉丸放进去炸，炸到呈金黄色时出锅。锅中倒入适量鲜汤，烧开，加黄酒、盐和味精，将留下的山药粉加少许水，调成薄糊，倒进锅内的滚汤里，搅拌，再把已经炸过的肉丸倒进去，翻炒几下，即可出锅装盘。在肉丸上撒上炒过的火麻仁。

【食用方法】 佐膳食用。

【功效】 开胃，养血，润肠。可用于中老年人的日常调理，尤其适用于消化道功能下降、纳食减少、大便秘结、贫血面白、头晕眼花者。

【食物与药物性味分析】 山药能补脾胃、益肺肾；火麻仁是广西巴马长寿老人的常用补品，能补阴血、润五脏。常吃本膳，对中老年人消瘦、大便干燥和肝肾两虚引起的健忘、白发、脱发、低血糖等，有相当好的疗效。

【备注事项】 大便稀烂者不宜食用本膳。

香菇薏米饭

【原料】 粳米 100 克，生薏米（薏苡仁）50 克，香菇 50克，油豆腐 3 块，青豆小半碗，油、盐各适量。

【烹调方法】 生薏米洗净，用水浸透；温水发香菇，香菇浸出液沉淀滤清备用，香菇、油豆腐切成小块。将粳米、薏米、香菇、油豆腐、香菇浸出液等加入盆中混匀，加油、盐调味，撒上青豆，上笼蒸熟或按常法煮饭即可。

【食用方法】 三餐当主食用。

【功效】 健脾胃，除湿毒，调气机。适合中老年人，尤其是湿气较重，表现为纳食不香、舌苔厚腻、小便黄浊者日常调理之用。

【食物与药物性味分析】 薏米是开胃气、除湿毒的药食两用材料；香菇也具有开胃、调理谷道、补气生血的作用。加用粳米、豆腐等制作主食，制作方便，可以作为调补的长期食用药膳。据研究，薏苡仁对各种癌症有一定的防治作用，因此，癌症患者也可常食本膳。

【备注事项】 本膳性味平和，中老年人均可酌情食用。

灵芝田鼠窝

【原料】 灵芝片 10 克，大田鼠一只（约 500 克），香菇 30 克，虾仁 5 克，黄酒、味精、食盐、葱、生姜、清汤各适量。

【烹调方法】 田鼠宰杀后，沸水烫透，刮去细毛，剁去爪，除去内脏，洗净，再入沸水锅中略氽后，砍成方形小块，装在碗中；灵芝片、香菇、虾仁用温水洗净，泡 10 分钟，分放在鼠肉上，加葱、生姜、黄酒、盐等配料一半（味精暂不用）及清汤适量，上笼蒸至肉熟烂。出笼后，拣出葱、姜，放入其余调料即成。

【食用方法】 佐膳食用。

【功效】 补心肺，益容颜。适用于体虚的中老年人，症见面黄肌瘦、神经衰弱、失眠健忘等。

【食物与药物性味分析】 田鼠是壮族群众喜吃的食品，捕食田鼠，既得美食，又有灭除鼠害、减少粮食损失的作用。壮族民间有"一鼠顶三鸡"之说，谓鼠肉味美而质补，食补之功远高于普通鸡肉。加上灵芝、香菇、虾仁等食材的补益作用，本药膳的功效不容置疑。

【备注事项】 本膳补益作用颇强，体质强壮或感受风毒、怕冷、咳嗽时，不宜服食。

牛髓全阳膏

【原料】 小牛一只（宰好去肠杂，整净切块），土人参 300 克，肉桂、川椒、陈皮、甘草、高良姜各 120 克，食盐 50 克，黄酒 15 升。

【烹调方法】 上述食材全部入锅，用水添至八分满，小火慢熬至肉烂如泥。捞出牛肉，用锤捣至成水，滤去残渣，留下稠汁，小火浓缩，用瓶收贮。

【食用方法】 随意服食，以尽为度。

【功效】 补阳益肾，补气生血。

【食物与药物性味分析】 小牛最好选用黄牛。壮医认为，牛肉乃血肉有情的温补佳品，牛肉带骨连髓，温补功效更强；配加土人参益气壮阳，肉桂、川椒、高良姜补肾填精，陈皮、甘草调味，加食盐少许，取咸入肾，加强补肾之功。故本药膳有补阳益肾之功，适用于脾肾气虚者，症见精液稀少、面色苍白、身倦肢冷、食欲不振、舌淡、苔白、脉沉细，是中老年人的上乘补益药膳之一。

【备注事项】 本膳大补，感冒或体质素盛、火气大者不宜服食。

六味兔肉脯

【原料】 胡椒 15 克，荜茇 15 克，陈皮 10 克，草果 10 克，砂仁 10 克，高良姜 10 克，兔肉2500克，生姜 100 克，葱 50 克，食盐 100 克。

【烹调方法】 将兔肉筋膜剔去，洗净后，入沸水氽至色变捞出，放冷后，切成大块。将胡椒、荜茇、陈皮、草果、砂仁、高良姜研成粉，再把生姜、葱捣烂绞汁，和上研好的药粉，加食盐调成糊状。将兔肉块用调好的药糊拌匀后，码入坛内封口，腌制 3 天后取出，再入烤炉中烤熟做脯即成。

【食用方法】 随时酌量嚼食。

【功效】 补益精血。

【食物与药物性味分析】 兔肉细嫩，精于滋阴；而用胡椒等六味温辛之药腌制烧烤之后，阴生而阳长，专补脾胃阳气，通调谷道。适用于中老年脾胃久冷不思饭食者，可作为保健零食之用。

【备注事项】 本膳温补，感冒或体质素盛、火气大者不宜服食。

三蛇风湿酒

【原料】 当归120克，土茯苓90克，生地120克，防风60克，威灵仙90克，防己60克，红花60克，川木瓜30克，金环蛇、银环蛇、眼镜蛇（均用活蛇）各一条。

【烹调方法】

1. 药酒：将上述前八味药物用60度高粱酒5000毫升浸泡100天，然后取用滤液即为药酒。

2. 药汁：药渣加水煎煮，再过滤取药汁。

3. 蛇酒：另用活的金环蛇、银环蛇以及眼镜蛇各一条，分别浸酒2000毫升，100天后滤取酒液，等量混合成为三蛇酒。

将药酒、药汁、三蛇酒三者等量混合即成三蛇风湿酒。

4. 糖浆：浸酒剩下的药渣，经蒸发，去尽其中酒精，加糖浆煎煮，成为每400毫升重量为500克的糖浆。

5. 蛇粉：制三蛇酒后剩下的蛇，将其焙干研粉。

【食用方法】 三蛇风湿酒酌量饮服；蛇粉每次服3克，每日3次；糖浆每次服10～20毫升，每日3次。

三蛇风湿酒、蛇粉、糖浆一起服用，效果更佳。

【功效】 祛风毒，除湿毒，通脉路，强机体。

【食物与药物性味分析】 蛇组织含有丰富的生理活性物质，在抗炎、抗癌、补助正气等方面有着广泛应用，蛇毒有比吗啡更强大、更持久的镇痛作用；配合当归、土茯苓、生地、防风、威灵仙、防己、红花、川木瓜等养血通络的药物，药理

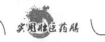

作用更强。三蛇风湿酒是一种具有祛风湿、通经络、除痹止痛作用的药酒。

【备注事项】 饮用或食用上方，宜从小量开始，逐渐增量。对蛇成分过敏者慎服。

海马童子鸡

【原料】 虾仁 20 克，海马 10 克，仔公鸡一只，料酒、味精、食盐、生姜、葱、水淀粉、清汤各适量。

【烹调方法】 将仔公鸡宰杀，去毛和肠杂，洗净备用；将海马、虾仁用温水泡 10 分钟，分放在鸡腹内，再加葱段、姜块、清汤适量，上笼蒸至鸡肉熟烂。出笼后，去姜块、葱段，放入味精、食盐，另用水淀粉勾芡收汁后，浇在鸡的面上即可。

【食用方法】 佐膳食，可吃海马、虾仁与鸡肉。

【功效】 补益阳气，可用于辅助治疗中老年性欲减退、阳痿、早泄、小便频数、耳鸣目眩、腰膝软弱无力或冷痛等症。

【食物与药物性味分析】 虾仁、海马、仔公鸡均为补气壮阳之佳品，可温肾壮阳、益精补气，对中老年阳气不足者有较好的调理进补作用。

【备注事项】 本膳温补，感冒或体质素盛、火气大者不宜服食。

枸杞叶羊肾粥

【原料】 枸杞叶 200 克，羊肾一对，羊肉、粳米各 150 克，葱白一根。

【烹调方法】 羊肾去膻膜后洗净，切成细丁；葱白切成细段；羊肉洗净；枸杞叶洗净，用布袋装好扎紧。上述材料同放入锅中，加适量水，放入粳米熬粥。待肉熟、米烂即可。

【食用方法】　做正餐食用。

【功效】　补肾填精，主治性欲减退、腰膝酸痛、阳痿、头晕、耳鸣、耳聋等。

【食物与药物性味分析】　羊肾、羊肉均为大补阳气之品，枸杞叶具有补阴液、壮腰膝的作用，配合粳米烹饪成粥，适宜中老年人的长期调理。

【备注事项】　本膳偏于温补，有阳热之症（如发热、尿黄、便秘）者，慎服。

猴姜补肾酒

【原料】　猴姜（骨碎补）50克，淫羊藿15克，熟地20克，小茴香5克，黄花倒水莲10克，荔枝肉100克。

【烹调方法】　各药均切成片或捣碎，装入布袋中，用好白酒3000毫升浸泡，密封，两个月后即可服用。

【食用方法】　每日早晚各饮一小杯，宜一小口一小口慢慢呷服。

【功效】　补肾壮阳，益气滋阴。凡体质虚弱、精神不振者，尤其是中老年人服用，效果甚佳。本膳对改善中老年人的性机能也颇有效。

【食物与药物性味分析】　壮医认为，猴姜具有调火路、补阳虚、强筋骨、祛风毒、除湿毒、消肿痛的作用，可用于治疗腰腿痛、发旺（痹病）、林得叮相（跌打损伤）、肩周炎等；淫羊藿为补肾壮阳大补之品，可用于治疗肾阳不足引起的各种机能衰退性疾病，如早衰、早泄、阳痿、性冷淡等；小茴香、荔枝肉也具有一定的解寒毒、补阳气的作用；黄花倒水莲、熟地则为壮医最常用的补气兼通调龙路、火路之品，补中有通，通中兼补，最适宜气血亏虚、血脉不通的中老年人服用。诸药

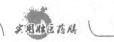

配合，通补气血阴阳，是体弱的中老年人的调理佳品。

【备注事项】 本药酒性质偏温，有虚火者不宜服用。

四参养胃鸭

【原料】 太子参20克，丹参20克，玄参20克，沙参15克，山药30克，黄芪30克，石斛20克，麦冬10克，茜草15克，陈皮5克，炙甘草5克，春砂仁5克，白鸭一只（约2000克）、姜、葱、料酒、油、盐等调料适量。

【烹调方法】 诸药加水，煎煮一小时，滤取药汁约1000毫升；白鸭宰杀后，去毛杂，切成大块。将鸭块、药汁、调料及适量清水倒入炖锅内，大火烧开后，小火慢炖至肉烂即可。

【食用方法】 佐膳食用，分3～4日食完。

【功效】 补气血，养胃。可用于辅助治疗中老年人胃纳不香、身体消瘦，甚至慢性胃炎，症见胃脘隐痛、口干、乏力、不欲进食、头晕眼花、脉沉细无力。

【食物与药物性味分析】 太子参、丹参、玄参、沙参以补气阴、通血脉为主；配以山药、黄芪，加强诸参的补气作用；石斛、麦冬，加强补阴作用；茜草、陈皮、炙甘草、春砂仁等有调理脾胃的作用。诸药与鸭肉有机配合，对中老年消化系统功能减弱者有较好的调养作用。

【备注事项】 本方偏于滋补，体内湿气大者，如舌苔厚腻、体肥痰多者，不宜服食。

鲜奶玉液

【原料】 粳米100克，炸核桃仁100克，生核桃仁100克，白糖15克，牛奶200毫升。

【烹调方法】 粳米洗净，浸泡一小时捞出，滤干水分，和核桃仁、牛奶加少量水搅拌磨细，用纱布漏斗过滤取汁，将汁倒入锅内加适量清水煮沸，加入白糖搅拌即成。

【食用方法】　当饮料饮服，不限量。

【功效】　补脾肾，润燥益肺。适用于咳嗽、气喘、腰痛及津亏肠燥便秘者，并可作为病后体虚、神经衰弱、慢性支气管炎、性功能低下、老年便秘患者的膳食。

【食物与药物性味分析】　核桃仁具有补巧坞、调气道、通谷道的作用，是壮族群众喜食的补益巧坞的佳品，可用于辅助治疗中老年人头昏眼花、腰膝酸软、委约（阳痿）、遗精、埃病（咳嗽）、墨病（哮喘）、大便秘结等。生核桃仁、炸核桃仁共用，取其温补、滋阴兼顾的原则，合用粳米、牛奶制成饮料，方便中老年人长期调理之用。

【备注事项】　本品滋补之力较强，谷道功能下降、舌苔厚腻、食欲不佳、大便稀烂者不宜用本膳。

寿星香菇合

【原料】　水发香菇 20 克，鸡脯肉 200 克，西洋参 30 克（研末），珍珠粉 0.5 克，首乌粉 20 克，山药粉 15 克，枸杞子 15 克，鸡蛋一个（取蛋清），鲜汤及调料适量。

【烹调方法】　鸡脯肉先切成鸡丁，然后剁成细细的鸡茸。放少许盐、味精和 15 克黄酒，拌匀。再加入西洋参粉、珍珠粉、首乌粉，拌匀后，加一个鸡蛋的蛋清和 15 克山药粉，也拌匀。

将水发香菇的背部修平，并且让它们保持大小相当的圆形造型。在香菇背部抹上少许干淀粉，再抹上一层拌好的鸡茸，上面再覆盖一块香菇，即两片香菇之间，夹一小团鸡茸。将香菇合子放上笼蒸 20 分钟。

炒锅放 200 克鲜汤，加少许盐和 10 克味精、15 克黄酒、枸杞子，调匀，将汤烧开，再加少许水淀粉勾芡，浇到蒸好的香菇合子上即可。

【食用方法】 佐膳食用。

【功效】 补气生血，开胃壮体。

【食物与药物性味分析】 这是一道老年人长寿保健的菜肴，对贫血和一切虚弱病症也有明显的补养和保健作用。香菇、鸡肉、西洋参、首乌、山药、枸杞子均为常用的性味平和的食补材料，适宜中老年人进补之用。少量珍珠粉则是针对中老年人普遍存在的睡眠质量下降、心悸等不适症状而设。

【备注事项】 珍珠粉可用石决明或龙骨代替，用量可增至 5 克。睡眠较佳者，可取消珍珠粉。

第五章　女性养生美容药膳

第一节　美容药膳

桃花美容酒

【原料与用法】　新鲜桃花 10 余朵，白酒 250 克。将酒装入瓶内，将桃花放入酒中浸泡（密封），待 3 日后即成。每次饮桃花酒 10 毫升，每日 1 次。

【功效】　润泽皮肤，使人面如桃花。适用于面容憔悴或面白而不红润、无光泽者。腹泻者慎用。

核桃糊

【原料与用法】　大豆 300 克，白及 10 克，核桃仁 10 个，粳米 500 克，白糖适量。大豆、白及一起炒熟磨成粉状；核桃仁放碗内，加入开水浸泡 5 分钟；将核桃仁与预先泡过一夜的粳米混在一起，捣碎，放入瓷盆中，加水5～6杯，经过充分浸泡后，用纱布过滤。将滤好的汁液倒入锅内，加入 3 杯水，再把磨成粉末的大豆、白及粉放入锅内，加白糖，煮成糊状，待凉即成。逐日取食之，可久服。

【功效】　养血填精，润肤亮颜。适用于面色无华、形容枯槁者，亦可用于美容。

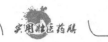

美颜豆腐鱼

【原料与用法】 黄鱼 500 克，豆腐两块，萝卜丝适量，葱、姜、香菜、料酒、盐、味精、胡椒粉、清汤等各适量。先将鱼去鳞，剖去内脏，洗净。锅中置适量清水，煮沸，将鱼略烫取出。再用葱、姜、料酒烹锅，加入胡椒粉、清汤、盐，放鱼下锅，加入萝卜丝、豆腐块慢火炖。待汤炖去 1/3 时，加香菜、味精起锅即成。

【功效】 补五脏，益气血。可养颜健身、润泽肌肤。

天门冬包子

【原料与用法】 天门冬 25 克，猪肉 250 克，冬笋 30 克，鸡蛋两个，大葱 60 克，白菜或萝卜 250 克，清油（植物油）30 克，盐、酱油、香油、碱适量，面粉 500 克。天门冬洗净，用水泡软，切成碎末；猪肉剁碎；冬笋、白菜或萝卜切成碎末；鸡蛋打在锅内，炒熟切碎。锅内放入清油，烧至七成热停火，待放凉后倒入肉馅内，加少许水，沿顺时针方向搅拌，然后放入酱油、香油、盐及其他馅末拌匀。把面粉和好发酵，加碱揉成面团。用拌好的馅包成包子，入蒸笼内蒸15～20分钟即可。当主食食用。

【功效】 强壮身体，润泽肌肤。可做美容保健之品，适用于元气亏虚、面无色泽者。

当归煨鸡

【原料与用法】 母鸡一只，当归 20 克，生姜、料酒、盐、味精、胡椒各适量，葱少许。把母鸡按常规洗净后切成小块，放入开水中焯一下取出待用；当归、生姜切片，葱切段。砂锅内放入适量水，将鸡块放入锅内，先用大火烧开水，除去面上泡沫，然后放入姜片、当归片、料酒、胡椒，再改文火煨约两小时。待肉烂骨酥时放盐、葱，再煨数分钟离火，放味精即可食用。

【功效】　补脾健胃，养血和血，具有恢复健康、促进血流畅通、抗衰益颜之作用。本膳是我国传统的保健药膳，且其醇香味美，堪称佳肴美馔。

骨髓养颜膏

【原料与用法】　骨髓 400 克，粳米适量。将骨髓洗净，焙干，加工成粉末状；粳米倒入锅中炒黄，亦碾为末。将二者混合，搅拌均匀，贮入瓷罐中备用。每次 1 汤匙，用加热滚开的鲜牛奶调匀服食，每日 1 次。

【功效】　填精补髓，润肤养颜。可使血气充盛、荣华于面。用于养颜保健，亦用于治疗精亏血少、肾精衰虚而致面色无华者。肥胖患者慎用，高血压患者忌用。

玉颜膏

【原料与用法】　玉竹 1000 克，白蜜 250 克。选用玉竹之大而肥白者，洗净，切成粗末，加适量水，置武火煎开后，改文火煎 20 分钟许，取汁。原渣再放入适量水煎制，如此取汁三次。将三次所取的药汁合并，再上火煎至 1/3 的量，加白蜜250 克，浓缩收膏，装入瓷坛内封存。每日早晚空腹服 30 克，白开水冲服。

【功效】　养阴生津、润肤美颜。尤宜于皮肤干燥、颜面枯黄、口干舌燥等阴虚火旺体质者。大便溏泻者忌用。

驻容奶茶

【原料与用法】　牛奶 1000 毫升，茶叶适量，白糖适量。

将牛奶倒入锅内，置火上（以木柴火为佳）烧开，趁热加入茶叶、白糖，泡片刻即成。趁热饮用。

【功效】 具有补气益血、润色白肤之功效。用于面色黯黑、气血亏虚患者。

芝麻白糖糊

【原料与用法】 芝麻、白糖适量。选上好芝麻风干，筛拣，使无尘土。炒锅置火上，倒入芝麻，略炒至有香味，微黄色。取出凉透，与白糖同捣匀至黏糊状，装入瓶内备用。每日用开水冲服适量。

【功效】 补五脏，益气血，填脑髓，润肤白面。可供皮肤干黑者食用。

核桃仁粥

【原料与用法】 核桃仁、粳米各适量。核桃仁研成膏状待用。粳米淘净，加适量水，按常法煮粥。粥将成时加入核桃膏，再煮片刻即可食用。早晚空腹食用，可长期服用。

【功效】 本品为历代宫廷延年美容之要药，久服能使皮肤润泽白嫩。

莲子龙眼汤

【原料与用法】 莲子30克，芡实30克，薏苡仁50克，龙眼肉8克，蜂蜜适量。前四味药择净，加水500毫升，置武火上煮沸，再用文火煮熬一小时，待软烂后关火。待稍凉时，取适量蜂蜜放入搅匀即可出锅。一次服完。

【功效】 补脾，助运化，刺激皮肤细胞的生长，促进新陈代谢，可使粗糙、黯黑的皮肤逐步变得嫩白、细腻。

细肌汁

【原料与用法】 胡萝卜两个，苹果一个，柠檬 1/4 个，香菜 20 克。柠檬榨汁，将汁倒入玻璃杯中待用；胡萝卜切成丁，苹果去皮、核后亦切为小块，香菜切碎。三者共放入榨汁机中榨汁，并将汁倒入玻璃杯内，兑入柠檬汁摇匀即成。饮服，不拘量。

【功效】 使皮肤白皙、细嫩。尤适用于油性皮肤者。

桃花汤

【原料与用法】 鲜桃花 3 克，橘皮 10 克，油菜叶 30 克，白糖适量。鲜桃花摘去蒂部，橘皮切丝，油菜叶切碎。将锅洗去油腻，加入清水 500 毫升煮沸，加入橘皮煮 10 分钟许，再放入油菜叶、桃花，略煮待沸，加入白糖即成。温服。

【功效】 养阴清热，泽肤养颜。能令面色黯黑、皮肤不润者肤色洁白光悦。可久服。桃花于三月开时采集风干备用。腹泻者不可服用。

木瓜鲩鱼尾汤

【原料与用法】 番木瓜一个，鲩鱼尾 100 克，生姜片适量。木瓜削皮切块。鲩鱼尾入油煎片刻，加木瓜及生姜片少许，放适量水，共煮一小时左右。佐膳食用。

【功效】 番木瓜的木瓜蛋白酶有助于食物的消化吸收，对消化不良、痢疾、胃痛、胃溃疡、十二指肠溃疡等均有疗效。番木瓜是女性的朋友，其所含的维生素 C 是橙子的两倍。维生素 C 可以帮助妇女延缓皮肤衰老，驻颜养肤。

木瓜炖羊肉

【原料与用法】　木瓜一个，木通 10 克，羊肉 250 克，生姜 5 克，葱一根，料酒 10 克，盐 1 克，花椒 10 粒，陈皮 5 克，味精 2 克。羊肉放入清水中洗净，切成薄片；木瓜洗净，去皮，切块；木通、葱洗净。羊肉置砂锅中，加水，用中火烧开。放入木瓜、木通、生姜、葱、料酒、花椒、陈皮，武火炖一小时，再改用小火炖熟烂。拣出姜、葱、木通、花椒、陈皮，加味精、盐即成。

【功效】　补气，壮阳，消肿。木瓜有行气通络、化湿消肿的功效；木通利水消肿、活血通乳、清热除烦；羊肉补肾壮阳、益气生精。三者合用，补中有通，通中有补，适合于阳虚水泛、肢体水肿而畏寒的患者。

木瓜银耳炖猪骨

【原料与用法】　猪脊骨 500 克，银耳一朵，木瓜一个，红枣 5 颗，猴头菇两小朵，生姜两片，盐少许。猪脊骨洗净、斩件，飞去血水；木瓜去皮和籽，洗净，切角形；银耳、猴头菇用温水浸开，洗净，分成小朵；红枣洗净。把焯过水的猪脊骨、木瓜、红枣、生姜片一齐放入开水锅内。武火煮沸后，撇去浮沫，改用文火煲 2～3 个小时。放入银耳、猴头菇再煲一小时，调盐食用。

【功效】　清燥热，润肺，生津，美白皮肤，催乳房发育。适合于育龄期妇女经常食用，有较好的保养功能。

第二节　减肥药膳

泽泻减肥茶

【原料与用法】　泽泻 20 克，白术 15 克，首乌 30 克，槐角 20 克，冬瓜皮 20 克，山楂 15 克，绿茶适量。上药加水1000毫升，急火煎至滚开后文火煎 15 分钟，去渣取汁，加入绿茶冲泡。

【功效】　减肥。适用于体质较好的肥胖症患者，表现为体态肥胖（触之较实不软）、气粗声长、食欲良好、睡眠正常、舌红、苔黄腻、脉滑有力等。

翡翠凉拌菜

【原料与用法】　莴苣 250 克，马齿苋 150 克，食盐、味精、料酒适量。莴苣剥皮洗净，切成小片；马齿苋洗净切段。二者下沸水中焯两分钟，变色熟透即可。加入少许食盐，搅拌均匀去汁，把其余调料放入拌匀即可。

【功效】　减肥。适用于体质较好的肥胖症患者，表现为体态肥胖（触之较实不软）、气粗声长、食欲良好、睡眠正常、舌红、苔黄腻、脉滑有力等。

栀子减肥粥

【原料与用法】　栀子 10 克，粳米 100 克。栀子碾成细末，先将粳米加水煮为稀粥，待粥将成时，调入栀子末稍煮即可。

【功效】　减肥。适用于体质较好的肥胖症患者，表现为体态肥胖（触之较实不软）、气粗声长、食欲良好、睡眠正常、舌红、苔黄腻、脉滑有力等。

鲜藕柏叶汁

【原料与用法】 鲜藕 500 克，生侧柏叶 50 克，白糖适量。鲜藕洗净，切薄片，放锅内，加水烧沸，文火煮 20 分钟取汁。侧柏叶捣汁兑入藕汁中，搅匀。酌加白糖代茶饮。

【功效】 减肥。适用于体质较好的肥胖症患者，表现为体态肥胖（触之较实不软）、气粗声长、食欲良好、睡眠正常、舌红、苔黄腻、脉滑有力等。

珍珠母粥

【原料与用法】 珍珠母（或蚌）120 克，粳米 50 克。先用2000毫升水煮珍珠母（或蚌），取汁，再用汁煮米粥。食时亦可加少许盐。

【功效】 减肥。适用于体质较好的肥胖症患者，表现为体态肥胖（触之较实不软）、气粗声长、食欲良好、睡眠正常、舌红、苔黄腻、脉滑有力等。

绿豆竹叶粥

【原料与用法】 绿豆 30 克，粳米 50 克，金银花、鲜荷叶、鲜竹叶各 10 克，冰糖适量。鲜荷叶、鲜竹叶、金银花用清水洗净，共煎取汁，去渣。绿豆、粳米淘洗干净后共煮稀粥，待沸后兑入药汁，文火缓熬至粥熟，调入冰糖即可。

【功效】 减肥。适用于体质较好的肥胖症患者，表现为体态肥胖（触之较实不软）、气粗声长、食欲良好、睡眠正常、舌红、苔黄腻、脉滑有力等。

夏苓兔肉汤

【原料与用法】 兔肉 100 克，半夏 10 克，茯苓 15 克，苍术 10 克，山楂 10 克，鸡内金 10 克，厚朴 5 克，薏苡仁 15 克，荷叶 5 克，陈皮 5 克，调料适量。除兔肉外，其他药加水，煎取药液。将兔肉、药液加上油、盐等调料，文火炖一小时，肉烂即可食用。常食有效。

【功效】 减肥。适用于湿毒内盛的肥胖症患者，症见体态臃肿、胸闷憋气、易倦怠、头晕心悸、饮食不多、大便溏泻、下肢浮肿、舌苔白或白腻、脉细或细滑、走路上楼气喘吁吁等。

猪排薏苡汤

【原料与用法】 猪大排骨 500 克，薏苡仁 30 克，莲子 30 克，芡实 20 克，姜一块。一起倒入砂锅，加水，用大火煮开后，改小火炖两小时，放入调料后盛起即可食用。

【功效】 减肥。适用于湿毒内盛的肥胖症患者，症见体态臃肿、胸闷憋气、易倦怠、头晕心悸、饮食不多、大便溏泻、下肢浮肿、舌苔白或白腻、脉细或细滑、走路上楼气喘吁吁等。

白茯苓粥

【原料与用法】 白茯苓粉 15 克，粳米 100 克，味精、食盐、胡椒粉各适量。粳米淘洗干净，加茯苓粉，放入锅内加适量水，置火上。先用武火烧开，后移至文火上煎熬至米烂，再放入味精、食盐、胡椒粉即成。

【功效】 减肥。适用于湿毒内盛的肥胖症患者，症见体态臃肿、胸闷憋气、易倦怠、头晕心悸、饮食不多、大便溏泻、下肢浮肿、舌苔白或白腻、脉细或细滑、走路上楼气喘吁吁等。

山药薏米柿饼粥

【原料与用法】 生山药 100 克，薏苡仁 100 克，柿饼 30 克。山药、薏苡仁捣成粗末，加水煮至熟烂成粥，再将柿饼切碎加入粥内即成。

【功效】 减肥。适用于湿毒内盛的肥胖症患者，症见体态臃肿、胸闷憋气、易倦怠、头晕心悸、饮食不多、大便溏泻、下肢浮肿、舌苔白或白腻、脉细或细滑。

益脾饼

【原料与用法】 白术 30 克，干姜 5 克，红枣 250 克，鸡内金 15 克，面粉 500 克，菜油适量，食盐适量。白术、干姜用纱布包成药包扎紧，放入锅内，加适量水，先用武火烧沸，后用文火熬煮一小时左右，滤取药液。红枣去核，搅拌成枣泥待用。鸡内金磨成细粉，与面粉混合均匀，再将枣泥倒入，加煎好的药液和适量水，和成面团。将面团分成若干小团，做成薄饼，用文火烙熟即成。可作为主食常食。

【功效】 减肥。适用于湿毒内盛的肥胖症患者，症见体态臃肿、胸闷憋气、易倦怠、头晕心悸、饮食不多、大便溏泻、下肢浮肿、舌苔白或白腻、脉细或细滑。

山药面

【原料与用法】 面粉 300 克，山药粉 150 克，豆粉 200 克，鸡蛋 10 个，生姜 5 克，食盐、味精、胡椒粉、猪油、葱适量。将面粉、山药粉、豆粉放入盆中，加鸡蛋、水、食盐，揉成面团，擀成薄面片，切成面条。锅内加适量水，放入猪油、葱、生姜，烧开，再下面条，煮熟，放入味精、食盐、胡椒粉即成。可当主食吃，常服。

【功效】 减肥。适用于湿毒内盛的肥胖症患者，症见体态臃肿、胸闷憋气、易倦怠、头晕心悸、饮食不多、大便溏泻、下肢浮肿、舌苔白或白腻、脉细或细滑。

四物腰骨汤

【原料与用法】 猪腰骨 150 克，桃仁 10 克，红花 10 克，枳实 15 克，当归 10 克，柴胡 10 克，牛膝 10 克，川芎 5 克，赤芍、白芍各 10 克，油、盐适量。用除腰骨外的上述食物及药材煎取药液 500 毫升，与洗净、砍块的腰骨一起下锅，文火炖一小时至肉烂汤浓，加油、盐调味即可食用。

【功效】 减肥。适用于气机不利、瘀血内阻、龙路及火路不畅的肥胖症患者，症见形体肥胖、胸痛肋胀、舌质紫暗或有瘀点、脉多弦，妇女还伴有月经不调或闭经。

山楂红枣汤

【原料与用法】 山楂 50 克，生姜 15 克，红枣 15 颗。诸物用水煎服。每日 1 剂，分 2 次服。

【功效】 减肥。适用于气机不利、瘀血内阻、龙路及火路不畅的肥胖症患者，尤其适宜伴有月经不调、痛经或子宫肌瘤的女性肥胖患者。

加味桃仁粥

【原料与用法】 桃仁 15 克，地黄 30 克，生姜 15 克，肉桂 3 克，粳米 100 克。桃仁去皮尖，肉桂研末。地黄、桃仁、生姜用适量酒浸泡后，绞取汁。锅内先加水，将粳米煮成粥，下桃仁等汁，再煮沸，调入肉桂末即成。每日 1 次，空腹食

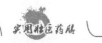

用。

【功效】 减肥。适用于气机不利、瘀血内阻、龙路及火路不畅的肥胖症患者，症见形体肥胖、胸痛肋胀、舌质紫暗或有瘀点、脉多弦，妇女还伴有月经不调或闭经。

糖醋清蒸鱼

【原料与用法】 青鱼一段（约 500 克），米醋 50 克，姜及其他调料适量。将鱼去鳞及内脏，花刀切其肉，肉上覆盖姜丝，置于鱼盘中，上笼蒸 10～15 分钟取出。用油炝锅，兑入糖、醋、盐，用稀淀粉勾芡，浇于鱼体上即成。佐餐食用。

【功效】 减肥。适用于气机不利、瘀血内阻、龙路及火路不畅的肥胖症患者，症见形体肥胖、胸痛肋胀、舌质紫暗或有瘀点、脉多弦，妇女还伴有月经不调或闭经。

山楂甲鱼汤

【原料与用法】 甲鱼一只（约 500 克），生山楂 30 克，香附 10 克，姜黄 15 克。甲鱼去头，洗净，与山楂、香附、姜黄一起放入砂锅内，加适量清水，可适量加盐调味，煮至甲鱼肉烂熟即可食用。食肉饮汤，每周 1 次。

【功效】 减肥。适用于气机不利、瘀血内阻、龙路及火路不畅的肥胖症患者，症见形体肥胖、胸痛肋胀、舌质紫暗或有瘀点、脉多弦，妇女还伴有月经不调或闭经。

薏苡桃仁粥

【原料与用法】 薏苡仁 15 克，桃仁 15 克，丹皮 15 克，粳米 100 克，白糖 5 克。丹皮加水浸泡半个小时左右捞出，和粳米、薏苡仁、桃仁（药物用纱布包好）一起放入砂锅中，加凉水。待开锅后，改成微火，煮 20 分钟左右。快起锅时，根据自己的口味，适量加入一点白糖进行调味即可。

【功效】 减肥。适用于气机不利、瘀血内阻、龙路及火路不畅的肥胖症患者，症见形体肥胖、胸痛肋胀、舌质紫暗或有瘀点、脉多弦，妇女还伴有月经不调或闭经。

黑豆红花煎

【原料与用法】 黑豆 30 克，红花 5 克，红糖 60 克。将黑豆、红花放入锅中，加水煮至豆熟后去渣取汁，冲红糖饮服，每日 2 次，可常食。

【功效】 减肥。适用于肥胖伴瘀血内阻、月经量少或经闭、小腹时而冷痛作胀、腰腿酸软、肝肾不足的妇女。

参芪鸡丝冬瓜汤

【原料与用法】 鸡脯肉 200 克（切丝），党参、土人参各 5 克，冬瓜片 200 克，盐、味精、料酒适量。鸡脯肉、党参、土人参一同放入砂锅中，加适量水，小火炖至八成熟，放入冬瓜片，加入盐、味精、料酒，炖至冬瓜熟透即可。

【功效】 减肥。适用于谷道、气道虚弱型肥胖症患者，症见形体肥胖、久咳、气短而喘、痰多稀白、食欲不振、腹胀便溏，甚则面浮足肿、舌淡、苔白、脉细弱等。

四物河车汤

【原料与用法】 紫河车 25 克（鲜者 100 克），红参 15 克，炙甘草 5 克，茯苓 15 克，白术 15 克，陈皮 5 克，半夏 10 克。紫河车研粉（鲜者切块，洗净血污）备用；其余诸药以布包好放入锅中，加水煎取药液。在药液中加入河车粉（或鲜河车），文火炖半小时即可食用。

【功效】 减肥。适用于谷道、气道虚弱型肥胖症患者，症见形体肥胖、久咳、气短而喘、痰多稀白、食欲不振、腹胀便溏，甚则面浮足肿、舌淡、苔白、脉细弱等。本药膳对肥胖伴有贫血的女性有较好的效果。

虫草全鸭

【原料与用法】　冬虫夏草 5 枚，老雄鸭一只，料酒 20 克，生姜 5 克，葱白 10 克，胡椒粉 3 克，食盐 3 克。鸭宰杀后去净毛，剁去脚爪，剖腹去脏，冲洗干净，在开水锅内略焯片刻，用凉水洗净；虫草用温水洗净泥沙；葱、姜洗净切丝待用。将鸭头顺颈劈开，取 3 枚虫草纳入鸭头内，用棉线缠紧。余下的虫草同姜、葱一起装入鸭腹内。将鸭放入小坛中，注入清水，加食盐、胡椒粉、料酒调好味，用湿棉纸封严坛子口，上笼蒸约两小时出笼。揭去棉纸，拣去葱、姜。食鸭喝汤，佐餐食之。

【功效】　减肥。适用于谷道、气道虚弱型肥胖症患者，症见形体肥胖、久咳、气短而喘、痰多稀白、食欲不振、腹胀便溏，甚则面浮足肿、舌淡、苔白、脉细弱等。

土人参蜜糖饮

【原料与用法】　土人参 30 克，茯苓 15 克，茅根 10 克，甘草 3 克，山药 15 克，蜂蜜 30 克。茅根、土人参、甘草、茯苓、山药入锅加水煎煮，滤取药液，调入蜂蜜即可。一日服完。

【功效】　减肥。适用于谷道、气道虚弱型肥胖症患者，症见形体肥胖、久咳、气短而喘、痰多稀白、食欲不振、腹胀便溏，甚则面浮足肿、舌淡、苔白、脉细弱等。

第三节　美发药膳

枸杞子肉丝

【原料与用法】　枸杞子、青笋、猪油各 10 克，瘦猪肉 500 克，白糖、酱油、食盐、味精、香油、料酒各适量。将瘦猪肉洗净，切成长丝；青笋切成细丝；枸杞子洗净待用。炒锅加猪油烧热，再将肉丝、笋丝同时下锅，加入料酒、白糖、酱油、食盐、味精搅匀，投入枸杞子，翻炒几下，淋入香油，炒熟即成。佐餐食。

【功效】　滋阴补肾，明目健身。适用于有体弱乏力、肾虚目眩、视物模糊、头生白发等症患者。

天麻蒸鱼

【原料与用法】　天麻 25 克，川芎 10 克，茯苓 10 克，鲜鲤鱼一尾（约1500克），酱油、料酒、食盐、味精、白糖、胡椒粉、香油、葱、生姜、水淀粉、清汤各适量。鲤鱼去鳞、鳃和内脏，洗净，装入盆内；川芎切成大片，与天麻、茯苓一起放入第二次米泔水中浸泡4～6 小时；捞出天麻置米饭上蒸透，切片待用。将天麻片放入鱼头和鱼腹内，加川芎、茯苓、葱、生姜和适量清水，上笼蒸约 30 分钟。将鱼蒸熟后，拣去葱和生姜，另用水淀粉、清汤、白糖、食盐、料酒、酱油、味精、胡椒粉、香油烧开勾芡，浇在天麻鱼上即成。佐餐食，每日 2 次。

【功效】　平肝祛风，定惊止痛，行气活血。适用于有虚火头痛、眼黑肢麻、神经衰弱、发脆易断、早生白发等症患者。

桑葚蜜膏

【原料与用法】 鲜桑葚 1000 克（干品 500 克），蜂蜜 300 克。桑葚洗净加适量水煎煮 30 分钟，取煎液一次；加水再煎，每 30 分钟取煎液一次，共取煎液三次。合并煎液，再以小火煎熬浓缩至较黏稠时，加蜂蜜至沸再停火，待冷装瓶。每次 1 汤匙，以沸水冲化饮用，每日 2 次。

【功效】 滋补肝肾，聪耳明目。适用于有失眠、健忘、目暗、耳鸣、烦渴、便秘及须发早白等症患者。

黄酒核桃泥汤

【原料与用法】 核桃仁 5 个，白糖 20 克，黄酒 250 克。核桃仁加白糖捣成泥状，放入锅中，再加黄酒，然后将锅置火上，煎煮 10 分钟即可。食核桃仁泥，每日 2 次。

【功效】 补肾安神。适用于有头痛、失眠、健忘、头晕、白发较多、老年性便秘等症患者。

乌发汤

【原料与用法】 熟地、山药、菟丝子、核桃仁各 15 克，丹皮、泽泻、天麻各 5 克，茱萸肉 10 克，当归、红花、侧柏叶各 3 克，制首乌、黑芝麻、黑豆各 5 克，羊肉、羊骨各 500 克，羊头一个，葱、生姜、白胡椒、味精、食盐各适量。羊骨、羊头打破；羊肉洗净，入沸水中焯去血水，同羊骨、羊头一起放入锅内，羊骨垫底。将全部药物用纱布袋装好，扎紧口，放入锅内，并放葱、生姜和白胡椒，加适量水。锅置炉上，先用武火烧开，撇去浮沫，捞出羊肉切片再放入锅中，用文火炖两小时，待羊肉炖至熟透，将药包捞出不用。服用时，可加入味精、食盐等调料，吃肉喝汤。

【功效】 滋肝补肾，补血养气，乌须黑发。适用于中年妇女肝肾不足、血虚风燥引起的脱发、头发早白等症的辅助治疗。

核桃仁炖蚕蛹

【原料与用法】 每次取核桃仁 40 克，蚕蛹 50 克（略炒），冰糖 30 克，用水炖服，每日 1 剂。

【功效】 养精血，黑头发。长期服食还可使皮肤细腻光滑，消除皮肤色素沉着，防止皮肤老化，对唇甲无华、须发早白、面色萎黄等症有疗效。本膳为民间常用的养颜滋补品。

图书在版编目（CIP）数据

实用壮医药膳/容小翔，龙玲，李珪主编. —南宁：广西民族出版社，2013.4

ISBN 978-7-5363-6557-5

Ⅰ.①实… Ⅱ.①容… ②龙… ③李… Ⅲ.①壮族—民族医学—食物疗法 Ⅳ.①R291.8

中国版本图书馆 CIP 数据核字（2013）第 050681 号

中国壮医药丛书

实用壮医药膳
Shiyong Zhuangyi Yaoshan

主　　编：容小翔　龙玲　李珪
策划组稿：韦启福
责任编辑：卢芳芳
装帧设计：李良华
责任印制：刘文峰
出版发行：广西民族出版社
　　　　　地址：广西南宁市青秀区桂春路 3 号　邮政编码：530028
　　　　　电话：0771－5523218　　传真：0771－5523225
制版印刷：广西万泰印务有限公司
规　　格：889 毫米×1194 毫米　1/32
印　　张：4.875
字　　数：120 千字
版　　次：2013 年 4 月第 1 版
印　　次：2015 年 1 月第 2 次印刷
书　　号：ISBN 978-7-5363-6557-5/ R·240
定　　价：12.20 元